# O parto é da mulher!

CRISTINA BALZANO

Ilustrações de Anne Pires

# O parto é da mulher!

## Guia de preparação para um parto feliz

1ª edição revista e ampliada
5ª reimpressão

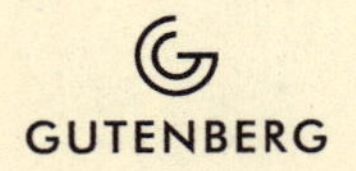

EDITORA RESPONSÁVEL
*Rejane Dias*

EDIÇÃO DE TEXTO
*Beto Junqueyra*

REVISÃO TÉCNICA
Capítulos 2 e de 4 a 8: *Jorge Kuhn, Andrea Campos e Mariana Betioli*
Capítulo 3: *Veena Mukti*

REVISÃO
*Carla Neves*
*Mariana Faria*

CAPA
*Diogo Droschi*
*(Sobre imagem Janko Ferlic/Unsplash)*

DIAGRAMAÇÃO
*Waldênia Alvarenga*
*Larissa Mazzoni*

**Dados Internacionais de Catalogação na Publicação (CIP)**
**(Câmara Brasileira do Livro, SP, Brasil)**

Balzano, Cristina
O parto é da mulher! : guia de preparação para um parto feliz / Cristina Balzano ; ilustrações de Anne Pires. – 1. ed. rev. e amp. ; 5. reimp. – São Paulo : Gutenberg, 2025.

ISBN 978-85-8235-586-2

1. Gravidez 2. Gravidez - Obras de divulgação 3. Parto (Obstetrícia) 4. Nascimento - Obras de divulgação I. Pires, Anne. II. Título.

19-24785 CDD-618.24

**Índice para catálogo sistemático:**
1. Gravidez : Preparação para o nascimento : Obstetrícia : Obras de divulgação 618.24

Iolanda Rodrigues Biode - Bibliotecária - CRB-8/10014

A **GUTENBERG** É UMA EDITORA DO **GRUPO AUTÊNTICA** 

**São Paulo**
Av. Paulista, 2.073, Conjunto Nacional,
Horsa I . Salas 404-406 . Bela Vista
01311-940 . São Paulo . SP
Tel.: (55 11) 3034 4468

**Belo Horizonte**
Rua Carlos Turner, 420
Silveira . 31140-520
Belo Horizonte . MG
Tel.: (55 31) 3465 4500

www.editoragutenberg.com.br
SAC: atendimentoleitor@grupoautentica.com.br

*À Tara, Grande Mãe Divina,*
*que por meio da espiritualidade me ensina*
*sabedoria, amor, compaixão e generosidade.*

*À minha mãe Ondina,*
*sempre presente nos momentos mais*
*importantes da minha vida*
*e fonte de inspiração em relação à capacidade de uma*
*mulher de parir naturalmente.*

*Aos meus filhos,*
*Mônica, que mostrou que a maternidade é possível,*
*Miguel, que me revelou minha missão de vida, e*
*João Pedro, que me proporcionou a realização*
*do sonho de parir em casa.*

*Ao Alberto,*
*que acreditou nos meus sonhos,*
*sem você seria impossível fazer este livro.*

# Sumário

PREFÁCIO

# Um novo modelo para o parto

---

"TODO SER HUMANO é culpado do bem que não fez." Certamente a frase de Voltaire norteou a minha caminhada profissional desde os tempos de formação como médico na Faculdade de Medicina da Universidade de Mogi das Cruzes e de especialização como ginecologista e obstetra na Casa Maternal e da Infância Leonor Mendes de Barros. O sentimento de aprender e um dia poder repassar meus conhecimentos pelo bem de todos esteve sempre presente na minha vida acadêmica, tanto como aluno e residente quanto na defesa do mestrado na Escola Paulista de Medicina da Universidade Federal de São Paulo (UNIFESP). Essa formação se transformou na grande missão que me acompanha no dia a dia, como médico, e na sala de aula em que leciono há trinta anos como professor assistente do Departamento de Obstetrícia da Escola Paulista de Medicina.

Meu contato com a realidade obstétrica do Brasil começou logo cedo, quando eu fazia estágio, ainda como acadêmico de Medicina, em plantões na saudosa Associação Maternidade de São Paulo. Posso dizer que ao final do quarto ano de Medicina eu só não "fazia" os partos (quase todos com episiotomia e com a utilização de fórceps). Ao final do quinto ano, logicamente sempre sob supervisão, eu já fazia operações cesarianas. Quando cheguei ao sexto e último ano da faculdade, em plantões tanto na Maternidade de São Paulo quanto na Santa Casa de Misericórdia de Mogi das Cruzes, eu já realizava esses tipos de cirurgia com uma certa desenvoltura. Durante a minha residência na Casa Maternal, pude aprimorar meus conhecimentos teóricos e práticos em Obstetrícia e Ginecologia. Pouco tempo depois, trabalhando em São Sebastião, me aproximei muito da Medicina Familiar, na qual atendia crianças, adultos, idosos e gestantes em postos de saúde. Intuitivamente eu já permitia que a criança, logo após o nascimento, ficasse no colo da mãe, algo não muito comum para aqueles tempos. Ao longo de todo esse período de formação nos bancos da universidade e no campo, havia algo que me incomodava cada vez mais: o grande número de intervenções cirúrgicas, ou seja, cesarianas, que éramos quase induzidos a realizar sem necessidade.

Ao voltar para São Paulo, fiz um estágio de cinco anos na disciplina de Obstetrícia da Escola Paulista de Medicina no Hospital São Paulo, quando ao final defendi o meu mestrado em Obstetrícia. Durante o meu *fellowship* na Alemanha, pude aprender técnicas pouco empregadas no Brasil, como a vácuo-extração (uma ventosa colocada na cabecinha do bebê para auxiliar na sua expulsão) e a versão cefálica externa (quando o bebê, ainda na barriga da mãe, está atravessado ou com o bumbum voltado para baixo, e virando-o com a cabeça voltada para baixo).

Com toda essa experiência teórica e prática, dotada de muitas técnicas revolucionárias para o nosso padrão obstétrico, retornei ao Brasil. Na bagagem, trouxe comigo uma inquietação quase paradoxal: o excesso de tecnologia, de certa forma, deixava a experiência do parto cada vez mais distante da humanização. Minha preocupação se acentuou diante da verdadeira epidemia de cesarianas, em geral desnecessárias, que infestava o Brasil.

Felizmente, uma resposta para lidar com as minhas inquietações não demorou a cruzar os meus caminhos. Meses após chegar às nossas terras, travei contato com um mundo que veio ao encontro da minha maneira de ser e deu eco às minhas inquietações sobre o excesso de tecnologia na Medicina: o movimento da humanização do parto. Conheci ativistas que defendiam a importância de a mulher ser a grande protagonista do nascimento, tendo direito a um atendimento diferenciado e com menos intervenções. O conceito de "parto humanizado", termo criado em 2001 pelo Ministério da Saúde e incentivado pelos órgãos públicos até hoje, logo me encantou. O grupo Amigas do Parto, formado por mulheres cheias de energia como Ana Cristina Duarte, então doula, assim como o entusiasmo de Cristina Balzano, também doula, fizeram com que eu me envolvesse cada vez mais com essa causa, que definitivamente se tornou minha missão de vida.

É verdade que desde o tempo da minha formatura já se falava na re-humanização da Medicina. Aliás, posso dizer que a Medicina sempre foi uma ciência humana. Podemos viajar até os tempos de Hipócrates, na Grécia Antiga, quando já se considerava o ser humano como o centro das preocupações. Seus grandes pensadores uniam a Medicina à Filosofia. Somente muitos séculos mais tarde, com o surgimento do microscópio, com o qual se viu o "infinitamente pequeno", é que a Medicina se voltou para a Biologia e deixou as humanas mais de lado. O médico transformou-se pouco a pouco em um tecnocrata, centrado em exames e procedimentos, ou seja, em cada vez mais tecnologia, esquecendo-se do lado emocional do paciente. Posso afirmar que a Medicina é uma ciência de humanas com conotações biológicas, e devemos, acima de tudo, seguir na luta pela sua re-humanização.

Essa preocupação com a medicalização do parto vem ganhando cada vez mais adeptos, tanto entre as autoridades da saúde como entre a imprensa. Trata-se de uma questão de conscientização. Não travamos uma batalha contra pessoas, mas sim contra ideias que ainda permeiam boa parte da nossa sociedade. Precisamos seguir praticando, divulgando e defendendo o modelo em que a mulher é a protagonista do parto, enquanto médico, obstetriz, enfermeira, doula e pediatra, entre outros, formam uma equipe coadjuvante desse momento tão especial.

Além desse foco crescente na mulher, temos que disseminar a Medicina Baseada em Evidências. Em um conceito ainda mais amplo, devemos falar em Saúde Baseada em Evidências, calcada em fatos comprovados por ensaios clínicos adequados, transparentes, legitimando determinadas condutas. É justamente a esse acompanhamento baseado em evidências científicas, fazendo da mulher o centro das atenções no nascimento, que chamamos de "parto humanizado".

No entanto, há ainda muita resistência, afinal o médico é muito arraigado às suas condutas. Ele acha que a intervenção por meio da cesariana é um caminho mais simples, pois foi o que sempre aprendeu e praticou. Por que então deveria mudar? Embora o número crescente de cesarianas seja um fenômeno mundial, a prática no Brasil é tão arraigada que somos hoje os vice-campeões nesse tipo de cirurgia. Segundo o Ministério da Saúde, em 2016, dos 3 milhões de partos feitos no Brasil, 55,5% foram cesáreas. Nas redes privadas, esse percentual atinge a incrível marca de 90%!

Nesse contexto marcado por pressões e muito desconhecimento, a mulher tem um só caminho a seguir: o da informação, que hoje está muito mais acessível a todos, mesmo às camadas sociais menos favorecidas.

Nesse contexto marcado por pressões e muito desconhecimento, a mulher tem um só caminho a seguir: o da informação, que hoje está muito mais acessível a todos, mesmo às camadas sociais menos favorecidas.

A mulher não pode deixar tudo para o médico decidir. Ela deve ter em mente que gestação, até que se prove o contrário, é normal. No caso de um quadro de apendicite, por exemplo, não há muito a se discutir, pois é inegavelmente uma situação emergencial. O parto, por sua vez, não o é: ele pode ser planejado com calma antes e durante a gravidez. Aqui aproveito para quebrar um paradigma muito importante: o pré-natal não deve ocorrer ao longo de nove meses, mas de, no mínimo, doze meses. Por isso, a mulher deve procurar um médico humanizado antes de engravidar. Hoje é muito fácil encontrar um profissional que entenda que a mulher é o centro do parto: basta colocar nos serviços de busca palavras-chave como "parto humanizado" e "atenção humanizada". Em pesquisas como essa, além de médicos, obstetrizes, doulas e enfermeiras que seguem esse modelo, é possível encontrar cursos, palestras e os recomendadíssimos Grupos de Apoio. Nessas deliciosas rodas de conversa entre casais, mediadas por profissionais experientes, trocam-se saberes e são passadas orientações à luz da humanização. É um excelente ponto de partida para se decidir sobre o tipo de parto desejado.

Além de sites, portais, vlogs e blogs sobre humanização e empoderamento feminino, bons livros certamente vão contribuir para que a mulher descubra a sua força e a sua capacidade de parir naturalmente. O livro *O parto é da mulher!*, de Cristina Balzano, é uma excelente fonte de informação: escrita de forma didática, esta obra pode ser lida por gestantes, familiares, estudantes e demais profissionais do parto. Cristina foi uma das agentes que ajudaram a mudar a minha história, levando-me definitivamente para a humanização. Estou convencido de que, com esta obra, ela também poderá transformar a sua história. Tenha uma boa leitura. E um parto feliz! ■

*Dr. Jorge Kuhn*
Ginecologista e obstetra da Casa Moara
Professor assistente do Departamento de Obstetrícia da Escola Paulista de Medicina da Universidade Federal de São Paulo

INTRODUÇÃO

# A realidade obstétrica no Brasil

TER UM BEBÊ NO BRASIL é bem mais complicado do que parece. O cenário da assistência é muito heterogêneo pelo país afora. Não existe uma uniformidade. Porém, alguns elementos podem ser agrupados para fins didáticos, de modo a formar o que seria o cenário da assistência ao parto no Brasil.

É fato que temos índices alarmantes de cesarianas, de mortes maternas e de mortes perinatais. É fato também que não temos profissionais em quantidade adequada para a população e muito menos com o treinamento necessário para a boa assistência. A estrutura da assistência tanto física quanto de recursos humanos é inadequada, ultrapassada, subdimensionada e superlotada. O pré-natal é falho e as mulheres não estão sendo bem orientadas.

*Nesse quadro, o resultado de nossa assistência ao parto dificilmente será diferente enquanto não focarmos na atenção básica às mulheres.*

## Dois cenários, duas realidades

Temos dois setores diferentes de assistência à saúde no Brasil: o SUS e o setor privado (planos de saúde, seguros de saúde e particular). Cada um deles apresenta enormes falhas e desafios para as próximas décadas. Na atenção à gestante, o SUS, de modo geral, está subdimensionado e lotado. Também há pouco enfoque na humanização, de modo que muitas mulheres que procuram o SUS terão experiências violentas e, por vezes, traumatizantes em seus partos.

No setor privado o foco é o lucro, porque sem lucro a instituição e os profissionais não se sustentam. Pelo foco no lucro, os resultados são secundários. As mulheres são mais "bem tratadas" de forma geral porque há uma preocupação com a satisfação do cliente, porém, por ser menos lucrativo, o parto normal deixa de ser interessante ao setor. O que resta à mulher que usa um plano de saúde, portanto, é a cesárea marcada.

A cirurgia cesariana, em muitas ocasiões, é a única opção para salvar as vidas da mãe e do bebê. Mas nem sempre essa cirurgia tem sido usada dessa forma. Não parece razoável imaginar que 90% das pacientes de um determinado hospital tenham problemas para dar à luz. Dentro desse quadro atual, a expectativa é que em qualquer fase do trabalho de parto e, preferencialmente, antes de ele começar, o obstetra convença a mulher a marcar a cirurgia. Nessa hora, a mulher deixa de ser uma parturiente para se tornar uma paciente cirúrgica. Os cuidados com a assepsia são redobrados. As complicações e os riscos são maiores por se tratar de uma cirurgia de grande porte.

Em suma, se a taxa de cesarianas no setor privado chega a 90%, as mulheres que usam o SUS sofrem com outras questões, como apontado anteriormente. Se formos descrever em poucas palavras quais são as opções para a maioria das brasileiras, a escolha é entre um parto normal cheio de intervenções no SUS ou uma cesárea marcada pelo plano de saúde. Claro que existem exceções, e falaremos delas em seguida.

## O parto como evento médico

Ainda que as mulheres tenham acesso ao parto normal, nossa assistência é de modo geral bastante intervencionista. Por ser baseada no trabalho médico, pela falta de parteiras profissionais nos serviços, pela medicalização crescente de todos os setores da saúde e pelo uso liberal de medicamentos e procedimentos, uma mulher dificilmente vai sair de um parto sem ter sofrido uma série de intervenções sobre um processo que poderia ser totalmente natural.

É como se em algum momento nós não pudéssemos mais comer e digerir sem a ajuda de procedimentos, aparelhos e medicamentos. *Todos os procedimentos podem ser úteis em situações específicas, mas nenhum deles aumenta a segurança do parto quando aplicado em todas as mulheres.* Até porque todos eles têm efeitos colaterais possíveis. O aumento das contrações com hormônio sintético, a ruptura artificial da bolsa das águas, a episiotomia (corte da vagina quando o bebê está nascendo) e a restrição de posições para o parto acarretam possíveis prejuízos para a mãe ou para o bebê. Esses são só alguns dos exemplos, mas a lista de intervenções é infinita.

Não há limites para a falta de confiança no corpo das mulheres.

### Qual o futuro?

Algumas ações precisam acontecer no Brasil para que nosso cenário de assistência ao parto melhore, a saber:

- Verdadeira inserção das enfermeiras obstetras e obstetrizes na assistência ao parto (deixando de as considerar como simples "ajudantes");
- Controle das taxas de cesariana pelo Estado e por agências governamentais, com prêmios para índices atingidos e punições para a falta de iniciativa para melhorias;
- Educação das gestantes para o parto;
- Melhora na formação de médicos, enfermeiras e obstetrizes;
- Melhores condições nos hospitais com a disponibilidade de mais salas de parto individuais, do tipo PPP (pré-parto, parto e pós-parto no mesmo quarto);

- Aumento do acesso a doulas;
- Melhoria do pré-natal para evitar problemas no parto;
- Maior participação da sociedade civil na tomada de decisões em políticas públicas e privadas;
- Ação efetiva dos Conselhos de Medicina, que hoje preferem não se envolver com as questões aqui discutidas;
- Maior educação de promotores, advogados e juízes para que entendam que a cesárea nem sempre é a solução de todos os problemas;
- Fim do parto feito pelo médico pré-natalista;
- Aumento no número e na distribuição das casas de parto;
- Simplificação das exigências da Anvisa para a construção de casas de parto;
- Melhor fiscalização da vigilância sanitária em maternidades que estão em funcionamento, mas não obedecem às regras para os centros obstétricos;
- Retirada das salas de parto de dentro dos centros obstétricos (que correspondem a uma das áreas mais caras do hospital);
- Recusa de pagamento por parte dos planos de saúde em casos de cesarianas desnecessárias.

O cenário, portanto, é muito complexo em um país continental. As soluções, ainda que boas, demoram décadas para serem implantadas. A academia demora décadas para incorporar as novas evidências. Os serviços demoram anos para aceitar as mudanças que a ciência propõe. Portanto, qualquer solução será provavelmente mais lenta do que desejamos e precisamos em nosso país. Por sorte, o que não faltam são pessoas dispostas a lutar por isso. ■

*Ana Cristina Duarte*
Obstetriz, ativista pelos direitos das mulheres
na gestação, no parto e no puerpério, parteira domiciliar,
empresária e autora. Criadora e atual coordenadora do
Simpósio Internacional de Assistência ao Parto (Siaparto)

CAPÍTULO 1

# Um novo tempo

---

– VENCEMOS, MEU FILHO! Nós vencemos!

Minhas palavras ecoaram pelo quarto da maternidade como o anúncio de uma grande conquista. Após vinte e três horas de trabalho de parto, meu filho Miguel nasceu. Eu estava exausta, mas orgulhosa. Chorávamos. Muito. Havíamos aprendido naqueles nove meses e nas vinte e três horas finais da jornada mais desafiadora da minha vida a acreditar na nossa força, na nossa capacidade de superar qualquer obstáculo. Ao tê-lo em minhas mãos, tive a certeza de que havia sido premiada com algo muito maior do que um troféu: ele era um valioso tesouro.

Eu e ele éramos cúmplices de um novo tempo. Eu acabara de dar à luz um valente guerreiro. Eu acabara também de descobrir que era uma grande guerreira, uma nova mulher.

Naquele instante mágico do nascimento, um *flash* da minha história refletiu-se nos olhos do meu filho, meu tão sonhado menino. Foi a gravidez dele que me fez encontrar a minha verdadeira missão de vida. Cerca de oito meses antes, quando descobri que estava grávida do meu segundo filho, eu me vi sozinha, sem o apoio do companheiro. Só as dúvidas é que me cercavam e ainda me seguiriam por muito tempo.

– Teria forças para encarar essa jornada?

– Daria conta de criar esse filho?

– Conseguiria dar à luz?

– Meu filho nasceria perfeito?

– Teria um parto tranquilo?

– Aguentaria as dores?

Mas nossos medos podem ser nossos maiores aliados. São eles que, como raios na escuridão em meio a uma violenta tempestade, iluminam o horizonte e podem indicar novos caminhos. Eu tinha acabado de me separar e voltado para Porto Alegre, minha terra natal. Não sabia o que fazer da minha vida. Meus medos não me davam trégua e apareciam a todo instante, embalados em perguntas que só aumentavam minhas incertezas. E eu seguia me questionando:

– Por que estou grávida agora, sozinha? Por quê?

– O que o universo quer me mostrar com isso?

– O que o futuro me reserva?

Mas certo dia, após uma tempestade de dúvidas, enquanto dirigia, um raio de sol se refletiu na capa de um livro que bailava no banco do meu carro seguindo o ritmo do movimento das curvas. Era um livro sobre gravidez, assunto que eu pensara em estudar anos atrás, mas nunca encontrava tempo. O tempo... Agora era justamente tempo de mudanças. Tempo de superação. Aquele reflexo do sol iluminou meus pensamentos. Decidi me aprofundar no assunto da gravidez e fazer daquela jornada de gestação a busca de um novo rumo para a minha vida.

Retornei ao Rio de Janeiro, onde nascera minha primeira filha, Mônica. Procurei o Instituto Aurora, no qual eu havia aprendido yoga para gestantes com a professora Fadynha, e me aprofundei na prática de hatha yoga. Um mês depois, ao chegar a Porto Alegre, já havia duas alunas me aguardando para que eu desse aulas de yoga. Aos poucos, minha barriga crescia e minha missão de vida ganhava mais espaço no meu coração.

Assim como na gestação da minha primogênita, procurei me preparar para o parto praticando yoga, realizando sessões de terapia e fazendo caminhadas. Mentalizava meu filho se formando perfeitamente, pedia como um mantra para que o parto fosse rápido e meu bebê viesse ao mundo saudável. Imaginava ele chegando feliz, sorridente. Eu tinha uma expectativa de parir em quatro horas: um parto, portanto, rápido. Mas cada parto tem sua história. Inconscientemente represamos angústias, medos e inseguranças. Alguns dos mais profundos sentimentos que se alojam nos recônditos da nossa alma podem aflorar somente na hora do trabalho de parto.

Ainda que tenha ficado feliz ao descobrir que meu segundo filho seria um menino, um velho sonho meu, as expectativas e inseguranças só aumentavam a cada dia. Os questionamentos não me deixavam.

– Por que estou grávida agora, sozinha? Por quê?

– O que o universo quer me mostrar com isso?

– O que o futuro me reserva?

Mas o universo, caprichoso, atuava para que eu seguisse definitivamente novos caminhos. Os desencontros com a primeira médica serviram para fortalecer meus princípios mais íntimos. Ela dizia que "abriria uma exceção" e me "deixaria" fazer o parto de cócoras. Era a minha posição preferida e assim dera à luz minha filha, que a essa altura já estava com 8 anos. Eu me sentia incomodada com o posicionamento autoritário da profissional.

Hoje posso dizer que fiquei aliviada quando soube que ela viajaria de férias na data provável do nascimento. Isso me levou a procurar um médico humanizado, um profissional que respeitasse o desejo da mulher. Eu fiquei encantada quando encontrei um que disse que, independentemente da minha decisão, eu deveria escolher alguém que entendesse que o parto de cócoras é uma das melhores e mais recomendáveis formas de parir. Enfim, eu deveria estar acompanhada por um médico que acreditasse que isso era o natural, e não uma exceção.

O parto se aproximava. E eu continuava...

Só.

– Será que eu conseguiria mesmo criá-lo com dignidade?

Mas seguia me preparando para um parto que deveria ser suave, afinal era o segundo filho. Eu procurava mentalizar o melhor. A vinda do meu menino haveria de premiar minhas escolhas.

Em uma quinta-feira fui ao médico e relatei que as duas avós haviam "profetizado" que o bebê nasceria em 21 de fevereiro.

Ele brincou comigo, dizendo que poderia até acontecer em um dia 21, mas só se fosse de março! Na avaliação feita no consultório eu não apresentava ainda nenhum sinal de trabalho de parto.

No entanto, a "profecia" pareceu se confirmar: o instinto das mulheres estava certo, pois na noite do dia 20 (de fevereiro!) comecei a ter contrações! Quando liguei para o obstetra, ele riu e brincou, dizendo para eu perguntar para as avós quais seriam os melhores números para apostar na loteria. Certamente o instinto de mulher, de mãe, estava em sintonia com as maiores forças do universo.

O momento parecia estar perto. Na madrugada fui ao hospital. Ao ser avaliada, foi constatado que eu estava com apenas um centímetro de dilatação.

Decepção.

– Mas por quê?

– Eu me preparara tanto... Será que o trabalho de parto seria mais demorado?

Seria. E muito mais.

Voltei para casa e quando amanheceu fui novamente para o hospital, visto que as contrações estavam um pouco mais intensas. Chegando lá fui novamente avaliada. A dilatação tinha aumentado apenas meio centímetro!

Mesmo assim, já fiquei na maternidade. Fiz muitos exercícios. A cada avaliação que o médico fazia, eu ficava mais frustrada, porque a dilatação progredia lentamente e o colo se mantinha rígido. A dilatação era imperceptível. Parecia sinalizar algum bloqueio. Foi então que minha mãe deu uma sugestão que mudaria os rumos do parto: recorrer à hipnose. Com o simples balanço do pêndulo, ela me relaxou rapidamente, livrando-me das minhas travas emocionais. Em seguida, o obstetra conversava comigo, encorajando-me e colocando-me em sintonia com o meu bebê...

– Venha, meu filho! Estou te esperando! Temos muito a fazer juntos!

Desatei a chorar. Chorava compulsivamente. Era como se fosse uma tempestade. No meio dela, como aqueles raios, o medo, de novo ele, me atormentava. E ao mesmo tempo, o medo me descarregava uma energia, um desejo enorme de vencer.

– Filho, venha! Eu nunca vou te abandonar! Estarei sempre com você!

Foi então que, após uma hora de choro, comecei a me abrir para receber meu filho. A dilatação se acelerou. Vinte e três horas depois.

O médico, pacientemente, acompanhava. Ele não marcava as dilatações em um relógio. Compreendia que nós, mulheres, somos muito envolvidas pelos nossos sentimentos. E no meu caso, era uma legião deles, sendo que alguns somente naquele momento vieram à tona. Foi usada ocitocina sintética para aumentar as contrações.

Sentia dor. Muita dor. Dores físicas, dores emocionais...

– Serei uma boa mãe?

O trabalho de parto era extenuante. Mais ocitocina. Mais dor.

– Darei conta de educá-lo?

A cada contração as dores se tornavam mais intensas. A batalha se acentuava.

– Acho que vou desistir. Não, eu não posso. Tenho de resistir!

As contrações ficavam mais fortes. A dor era insuportável. Mas eu seguia lutando contra os medos, enfrentando-os.

– Eu vou conseguir. Sou uma guerreira. Que venha o meu...

– Miguel!

Nome de anjo, espírito valente, Miguel veio às minhas mãos às oito horas e quarenta minutos da noite de 21 de fevereiro.

Ele veio chorando, bradando, anunciando que chegara para mudar muitas histórias. Ele acabara de mudar a minha história. Miguel logo se revelou também um guerreiro, pois queria muito vir ao mundo. Desde esses tempos nos tornamos cúmplices e certamente isso nos ajudou a superar todas as provações que surgiriam. Nada mais nos deteria. Mais uma vez dei à luz de cócoras, em cima da cama do quarto da maternidade. Miguel mamou no meu colo e ficamos ali, exaustos, abraçados, como se fosse por uma eternidade.

Já era um novo tempo. Naquele momento nascera também uma nova mulher. Eu, Cristina, estava muito mais forte, capaz de lutar por tudo aquilo que acreditava. A jornada da gestação e do parto de Miguel mudaria definitivamente a minha vida. Assim como eu mudaria a vida de centenas de mulheres que ajudei a se *empoderarem* para serem as verdadeiras protagonistas dos seus partos. Donas dos seus corpos. Donas dos seus destinos. ■

CAPÍTULO 2

# A natureza a nosso favor

## Pelve: anatomia de um portal

Minha mãe, além de estar sempre presente na minha caminhada, foi a minha grande base, em especial nas questões sobre o parto. Afinal, ela teve quatro filhas de partos normais. Eu sou a caçula. Aprendi com ela desde cedo que parir é um processo natural. Minha mãe também me passou um conhecimento essencial sobre a pelve, também chamada de bacia, que é grande e estabiliza o nosso corpo. Essa cavidade pélvica é, sem dúvida, um grande portal pelo qual toda mulher tem a oportunidade de realizar um verdadeiro rito de passagem. A pelve une o tronco superior ao inferior. Mais do que generosa, a natureza, de forma sábia, fez da pelve uma estrutura flexível, apesar dos seus quatro ossos. É sobre esse portal ou cenário por onde passa o bebê que falaremos agora. Faremos uma apresentação objetiva, atualizada e didática, porque informação é o passaporte para a mulher ser a grande protagonista do seu parto.

Vamos começar a apresentação desse portal pelo *útero*, que é o órgão mais importante no parto e durante toda a gravidez. Localizado entre a bexiga e o reto, é composto por feixes musculares (oblíquos, longitudinais e circulares) e fixa-se à pelve pelos ligamentos. O útero tem um formato peculiar, apresentando uma obliquidade à direita – ou seja, ele é mais retificado do lado direito e mais arredondado do lado esquerdo. Dividido em fundo uterino, corpo e colo, ele é um grande músculo e tem como principais funções acomodar e nutrir o bebê, que ali se sente acolhido e protegido. Dentro do útero, há a *placenta*, que se assemelha às raízes de uma árvore: presa em geral ao fundo uterino, é ela quem alimenta o bebê por meio do *cordão umbilical*. A placenta é envolta por duas membranas, o córion, mais externa, e o âmnion, mais interna, que formam a *bolsa* onde fica o bebê. Ela contém o líquido amniótico (aproximadamente um litro), que amortece quando há movimentos bruscos e impactos, protegendo também o bebê de infecções. O cordão umbilical é formado por três vasos: uma veia, que leva sangue oxigenado da placenta até o bebê, e duas artérias, que conduzem o sangue venoso de volta para a placenta. Sábia, a natureza fez da placenta um órgão vivo, que identifica e envia a quantidade necessária de nutrientes, anticorpos, oxigênio e tudo o que for essencial para o bebê. Durante a gravidez ela atua como pulmão, intestino e fígado. Ela é uma verdadeira mãe-acolhedora!

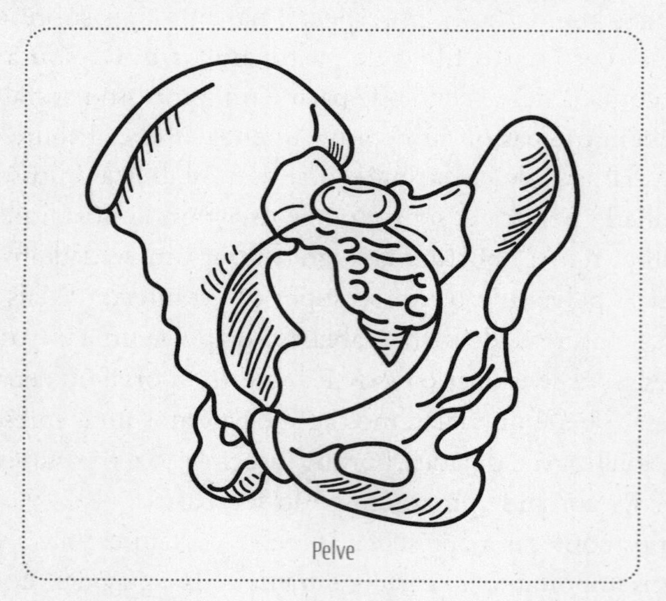

Pelve

A cintura pélvica é também composta por quatro ossos: dois ilíacos (direito e esquerdo), sacro e cóccix. Cada *osso ilíaco* é formado pela junção de três ossos: o ílio, o ísquio e o púbis. Já o *sacro* é um osso triangular por onde o bebê escorrega. Por fim, na extremidade há o *cóccix*, que é tão flexível, que chega a ser ampliado em 30% mais quando está na posição vertical, facilitando a passagem do bebê. A cavidade pélvica é um canal ósseo, assemelhando-se a um funil por onde o bebê passará para nascer. A flexibilidade da pelve é decorrente de suas quatro articulações: sínfise púbica, na parte frontal, que pode se expandir em até um centímetro para facilitar o encaixe do bebê, sacroilíaca direita e esquerda e sacrococcígea, na parte posterior. Além de toda essa estrutura óssea, a pelve é estabilizada por tecidos moles, que são as *fáscias*, os *ligamentos* e os *músculos.*

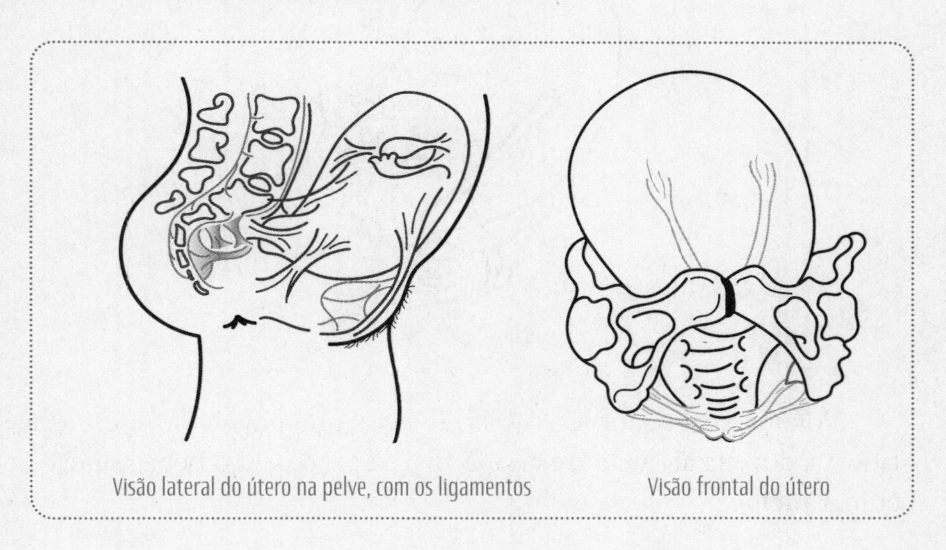

Visão lateral do útero na pelve, com os ligamentos

Visão frontal do útero

As *fáscias* são tecidos conectivos que formam uma rede enervada em 3D que envolve todo o nosso corpo. São formadas basicamente por células e fibras que, por natureza, proporcionam elasticidade. Como elas são muito sensíveis ao estresse e à tensão, ao ficarem rígidas, dificultam o bom posicionamento do bebê. Daí os movimentos lentos das posturas (*ásanas*) da yoga serem fundamentais, pois ajudam a mover as fáscias que, por sua vez, liberam os ligamentos.

Os *ligamentos* são tecidos fibrosos bem resistentes, que unem dois ossos. São eles que dão suporte à nossa pelve. No entanto, para facilitar o posicionamento do bebê, eles não devem ficar rígidos. Daí a importância da yoga, como veremos adiante, que proporciona o seu alongamento. Se, por exemplo, os *ligamentos redondos* (que começam acima do útero, envolvem a lateral da pelve e conectam-se próximo ao clitóris) estiverem rígidos, o bebê poderá ficar na posição pélvica (sentado), atravessado no útero ou com as costas para trás (bebê posterior), dificultando o trabalho de parto. Uma dor aguda na altura do clitóris é sinal de que esses ligamentos estão tensos.

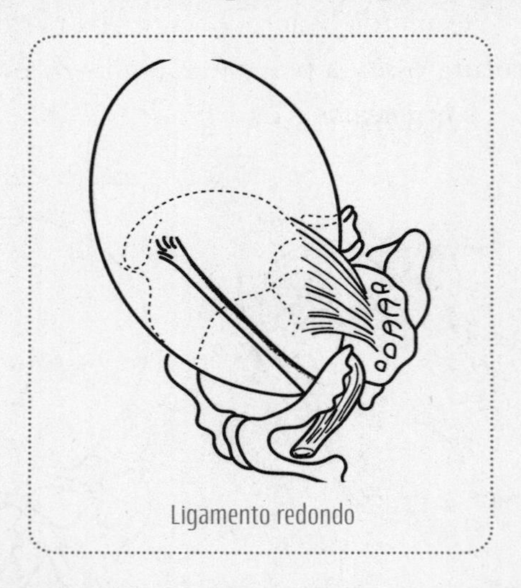
Ligamento redondo

Por sua vez, quando o *ligamento largo*, que envolve o útero de lado a lado, está alongado, é criado mais espaço para o bebê se posicionar melhor.

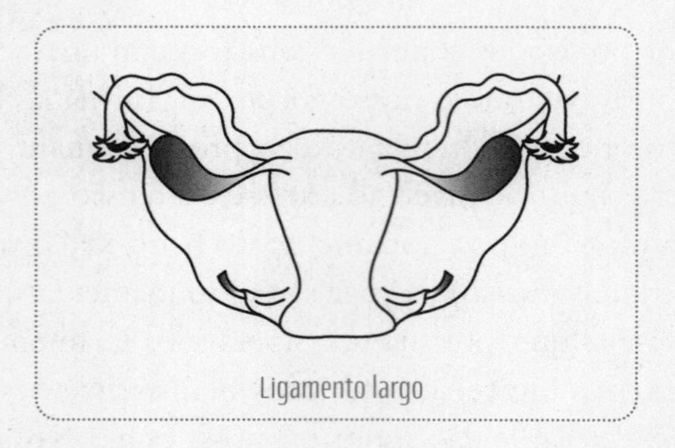
Ligamento largo

Se, por sua vez, o *ligamento sacroespinhal* (que vai da parte inferior do sacro até a espinha isquiática, no meio da pelve) estiver tenso, a rotação do bebê pode ser afetada.

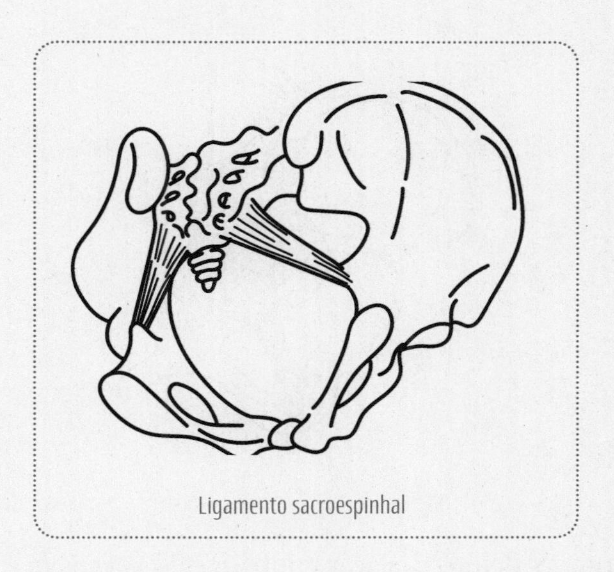
Ligamento sacroespinhal

Se o ligamento *sacrotuberoso* (que vai da parte inferior do sacro e do cóccix até o ísquio) estiver tensionado, ele acaba se estreitando e, com isso, dificultando a saída do bebê.

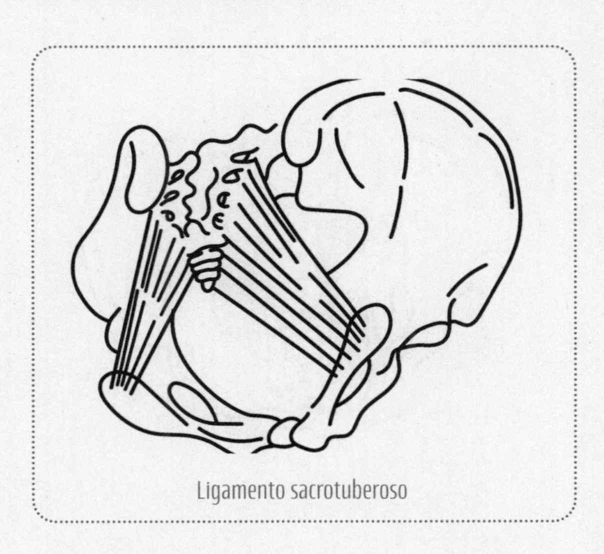
Ligamento sacrotuberoso

Há ainda o *sacroilíaco* (que começa no estreito superior e desce até o estreito inferior), que é um ligamento grande e largo que, quando rígido, restringe a mobilidade do sacro, que poderia ser ampliado em até dois centímetros para o bebê passar.

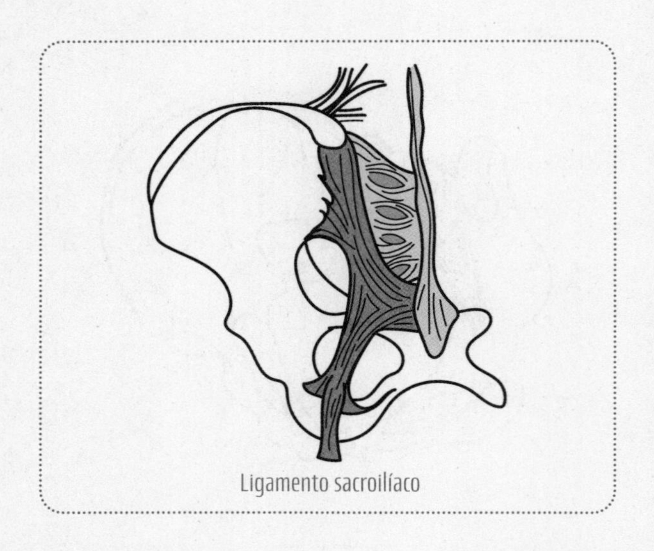
Ligamento sacroilíaco

Por fim, podemos destacar também o *ligamento uterossacral* (que se conecta a outros tecidos moles e se insere na parte posterior do colo do útero), que, quando tensionado, pode restringir a rotação do bebê. Isso acontece quando a gestante não se senta sobre os ísquios

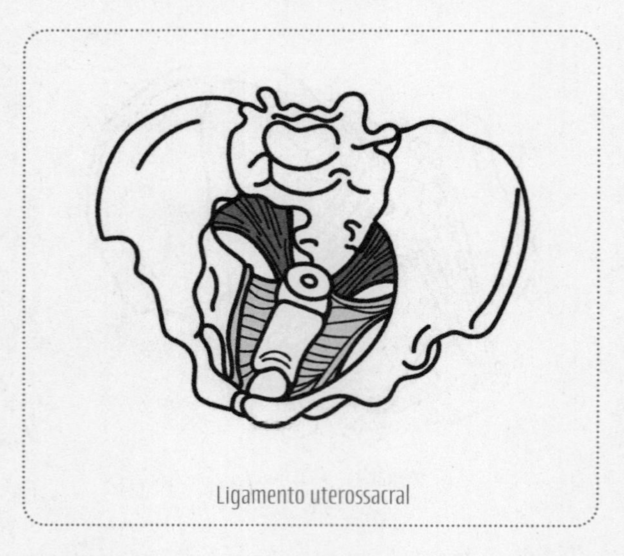
Ligamento uterossacral

e joga o corpo para trás. Nessa postura, ela impede que seu bebê fique envolvido como se estivesse em uma rede (enroladinho). Por isso, deve procurar acertar sua postura quando estiver dirigindo. A prática da yoga vai ajudá-la a corrigir esses hábitos naturalmente.

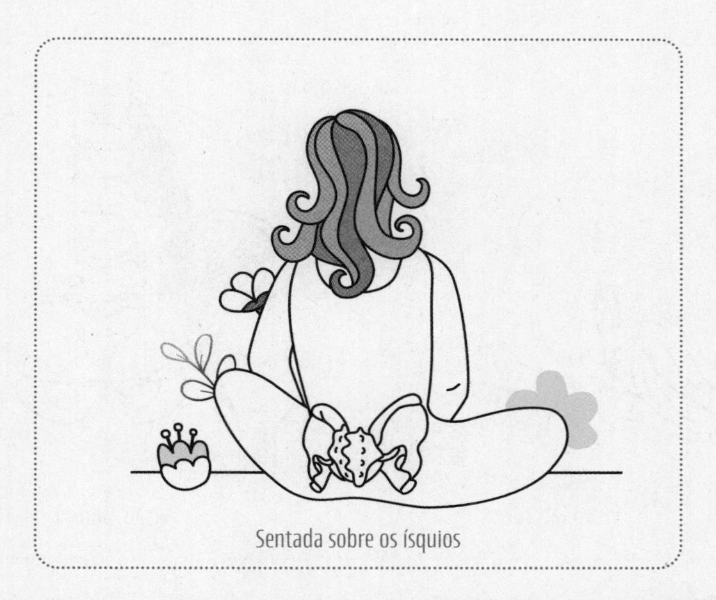

Sentada sobre os ísquios

A pelve é recoberta por inúmeros *músculos*, que também têm um papel essencial no parto. Ao relaxarem e se soltarem por meio de um sinal neurofisiológico que alonga a fibra muscular, permitem que o bebê se encaixe e desça na pelve. Destacamos o *músculo psoas*, sempre relacionado à sabedoria: como ele represa muitos problemas emocionais da mãe, tem um papel decisivo na hora do nascimento. Ele dá suporte à pelve e estende-se do final da coluna torácica, passando por todas as vértebras, até chegar à base da coluna lombar, sendo que uma de suas partes se liga ao fêmur. Esse músculo é formado por uma parte interna, que é o psoas menor, e uma externa, que é o psoas maior. Quando o psoas está muito rígido de um lado, o bebê pode ficar assinclítico, ou seja, com a cabeça mal posicionada, dificultando sua descida. Caso a mãe sinta dor localizada no quadril, na parte superior ou na região lombar, é provável que o psoas esteja tensionado. Aqui, mais uma vez, a preocupação com a postura e o relaxamento é uma das chaves de um parto saudável. A gestante deve evitar dirigir em excesso, pois a perna direita esticada no pedal deixa o psoas rígido. Recomenda-se não usar calçados de salto alto, pois eles fazem a pelve se inclinar para a frente, encurtando o psoas e, com isso, diminuindo o espaço para o bebê encaixar.

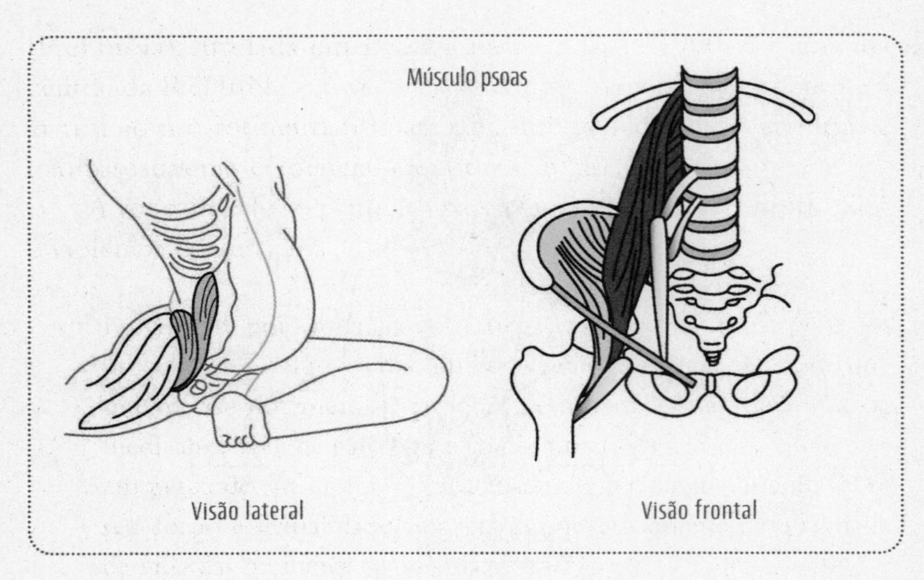


Visão lateral

Visão frontal

É também importante destacar o *assoalho pélvico*, que atua como uma verdadeira cama elástica e é formado por músculos, fáscias e ligamentos. Ele é quem sustenta o útero, a bexiga e o reto. Os músculos também devem estar alongados, afinal, quando estão tensos, restringem a rotação do bebê. Por outro lado, quando se toma analgesia peridural, eles ficam tão frouxos que anulam o efeito de cama elástica e, consequentemente, prejudicam a habilidade do bebê de girar e descer na pelve.

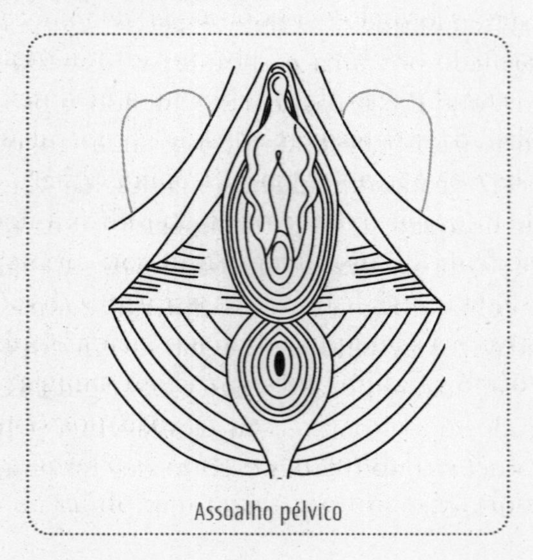

Assoalho pélvico

É no assoalho pélvico que se encontra o *períneo*, porta de saída do bebê, com anatomia semelhante ao número "oito" e formado por um triângulo de músculos que ficam entre a vagina e o ânus. Esses músculos podem ser alongados para evitar a laceração quando o bebê passar por ali. Uma das formas de promover esse alongamento é a *massagem perineal*, que pode ser realizada a partir de 32 semanas de gestação, pela gestante ou pelo(a) seu(sua) companheiro(a). A massagem é bem simples: deve-se passar um óleo vegetal (pode ser de gergelim) na região, fazendo um movimento em "U" com o polegar; cinco a dez minutos por dia são suficientes.

Por fim, chegamos aos *estreitos*, elementos essenciais nessa engrenagem da vida que se estrutura na pelve. Eles são basicamente os anéis por onde passa o bebê, e formam uma pequena bacia. O *estreito superior* é a primeira passagem óssea pela qual o bebê se encaixa. Visto de cima ele tem a forma de um coração. É constituído de uma parte anterior, chamada de sínfise púbica, e uma parte posterior, chamada de promontório (saliência óssea ao final da lombar com o sacro), que aumenta o diâmetro da pelve. O raio desse estreito não é regular: ele é maior da direita para a esquerda do que de trás para frente. Por isso, o bebê entra mais facilmente com o queixo fletido e o rosto voltado para o lado. Uma dica para a gestante é manter uma postura com a pelve encaixada: sentada, deitada, acocorada ou em pé (ver ilustrações a seguir).

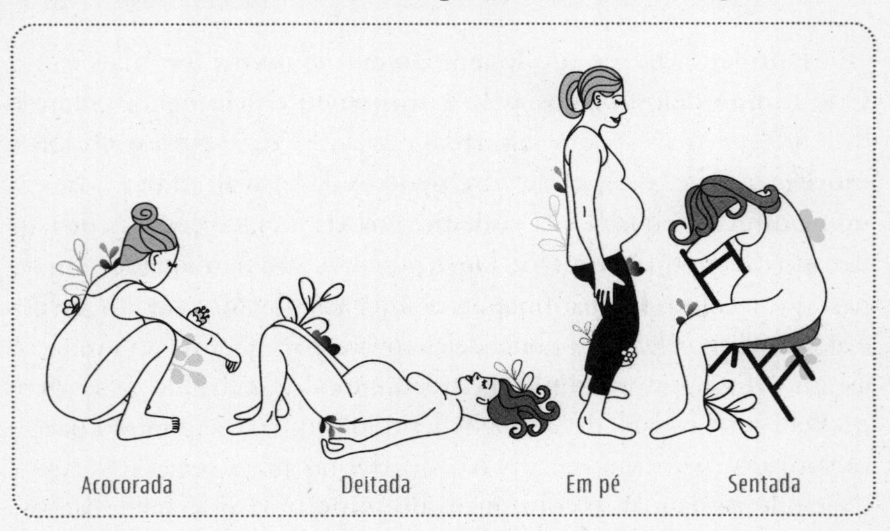

O *estreito médio*, localizado entre as espinhas isquiáticas, no meio do osso sacro, é o menor ponto pelo qual o bebê precisa passar. É a região onde fica o assoalho pélvico. É uma passagem importante, pois ali o bebê faz a primeira rotação. Isso ocorre porque os raios desse estreito invertem de tamanho: a distância de trás para a frente fica maior do que a da direita para a esquerda.

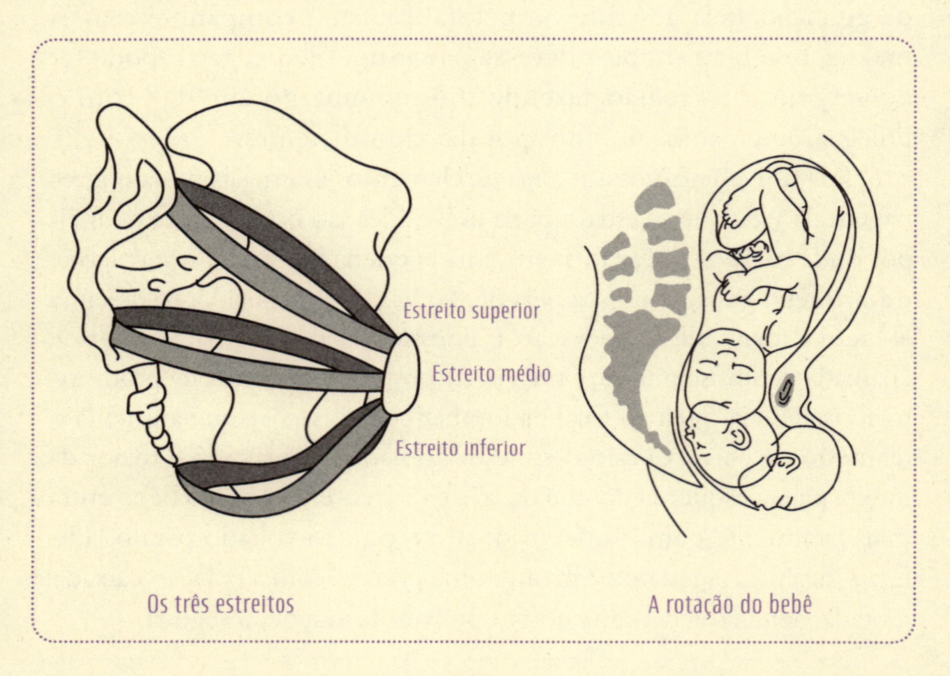


Os três estreitos

A rotação do bebê

Com a forma de um losango, o *estreito inferior* é o mais baixo. Constituído pelos ísquios, pelo arco púbico e pelo cóccix, ele é o estreito que mais se abre na passagem do bebê. Como o cóccix é móvel, a natureza responde com generosidade se a mulher ficar em uma postura adequada. Ela pode ficar na vertical, de cócoras, deitada de lado ou em quatro apoios. Deve procurar também inclinar a pelve para que a coluna lombar fique mais arqueada, aproximando os joelhos e afastando os pés, com a ponta deles voltada para dentro (ver ilustração a seguir). Essa postura amplia o estreito inferior, facilitando a passagem do bebê, que rodará, dessa vez defletindo o queixo e girando para o outro lado. Ao descer pela pelve, o bebê faz pressão com a cabeça, dilatando ainda mais o colo, que sobe como uma gola apertada.

O equilíbrio de toda essa engrenagem é, em poucas palavras, uma linda dança da mãe com seu filho. O coroamento, que é a passagem do bebê pelo períneo, é a travessia final pelo portal da pelve, marcando sua chegada ao mundo.

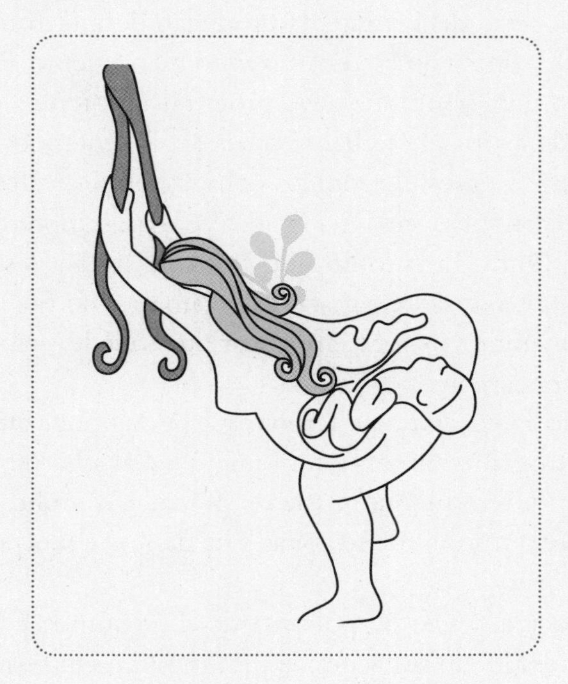

## A dança dos hormônios

Ainda que não se tenha uma comprovação científica do que realmente desencadeia o trabalho de parto, podemos afirmar que tanto o bebê como a mãe produzem substâncias, sobretudo hormônios, que atuam nesse processo. A explicação mais aceita para o início do trabalho de parto é que, quando o pulmão do bebê está pronto, ele libera uma lipoproteína, chamada surfactante pulmonar. Ao entrar na corrente sanguínea materna, e como mãe-filho estão totalmente conectados, essa substância sinaliza que o corpo pode começar o trabalho de parto. Afinal, eles formam um só organismo.

O parto é uma verdadeira dança de hormônios: ocitocina, melatonina, prostaglandina, relaxina, progesterona, estrogênio, adrenalina, endorfina e prolactina carregam, cada um, uma mensagem específica que regulará a evolução do trabalho de parto. Eles preparam o corpo para o nascimento desde o início da gravidez. Veja aqui como ocorre essa dança.

Ao final da gestação, o corpo cria mais receptores de ocitocina no útero, processo decorrente da produção de melatonina, que é o hormônio do sono e do escuro, trazendo relaxamento. Para produzir mais melatonina, a mulher deve procurar ambientes com menos luminosidade artificial (a chamada luz azul), evitando luzes emitidas por equipamentos eletrônicos como telefones celulares, tablets, televisores, computadores, etc. O ideal é usar, sempre que possível, luz de vela. Outro hormônio que entra no início dessa dança é a relaxina, liberada durante a gestação. É também no final da gravidez que esse hormônio aparece em maior quantidade, proporcionando mais abertura da pelve.

Quando a taxa de progesterona, que se mantinha alta, diminui, e a taxa de estrogênio aumenta, tem início o trabalho de parto. Nessa fase, a gestante tem mais vontade de preparar o ninho para o bebê chegar. Surge o instinto de se voltar para dentro, conectando-se com o próprio corpo.

A ocitocina, o mais importante dos hormônios, é o hormônio do amor, liberado em situações de prazer como em relações sexuais, na amamentação ou em momentos de diversão e alegria, como uma reunião de amigas ou até um simples abraço de uma pessoa querida. A ocitocina é também o hormônio da conexão eterna entre mãe e filho. Entender como ela funciona é uma das chaves para fazer um bom acompanhamento durante o trabalho de parto. Ela começa com uma taxa baixa e vai subindo, sendo também essencial após o nascimento do bebê, tanto para a amamentação como para a saída da placenta.

A ocitocina é também o hormônio de momentos de confiança, privacidade e calma. Por isso, o estresse leva à diminuição da taxa de ocitocina. Por sua vez, o apoio e a presença do(a) companheiro(a), de uma doula ou de uma pessoa com quem a parturiente possui bons vínculos podem levar a um aumento dessa taxa. Ela é sempre produzida em pulsos pelo cérebro, o que faz com que as contrações também ocorram em pulsos. Ela também atua nas células do cérebro do bebê, deixando-o em um estado mais adormecido, o que permite que ele não tenha um desconforto durante o trabalho de parto. O pico da taxa de ocitocina é logo após o parto, que leva a mulher ao êxtase no momento que marca o grande vínculo mãe-filho.

O uso da ocitocina sintética, apesar de aumentar as contrações, não desencadeia a produção de endorfina, que é o hormônio da entrega e do prazer. Com isso, a parturiente passa a sentir mais dor. A aplicação de ocitocina sintética também reduz a produção de ocitocina natural.

A endorfina acompanha a taxa da ocitocina: ao subir, faz com que a mulher suporte mais as contrações, pois esse é o hormônio do vínculo e do relaxamento, atuando como um anestésico natural (mais forte que a morfina!). A endorfina leva à euforia e à expansão da consciência, podendo proporcionar um orgasmo no parto. Seu pico ocorre durante a fase de transição do trabalho de parto, que é, como veremos em capítulo mais adiante, o período mais difícil do processo. O efeito proporcionado por esse hormônio faz a parturiente sentir mais prazer do que dor. Com isso, institivamente, ela vai desejar ter outros partos.

Por sua vez, a adrenalina, produzida pelas glândulas suprarrenais, é o hormônio da excitação, da energia e do estresse. Ela também representa o medo fisiológico, que leva a dois comportamentos de defesa: luta ou fuga. Por isso, é ruim liberá-la durante o trabalho de parto: o sangue vai para as extremidades e não circula adequadamente. É muito comum, quando a mulher libera adrenalina durante o trabalho de parto, entrar no círculo vicioso medo-tensão-dor. No entanto, no expulsivo a adrenalina é muito bem-vinda: é nesse momento que ela atinge seu pico, causando o reflexo de ejeção fetal, que é a saída do bebê. Ainda se mantém por um tempo após o parto, porém deve diminuir. Entender a função da adrenalina faz com que se preserve o momento do nascimento do bebê, pois se ela ficar alta o vínculo mãe-filho e até a amamentação serão prejudicados. É comum a mulher sentir frio e tremor nesse momento, que é uma espécie de descarga de energia. Por isso, logo após o parto é importante aquecê-la e acalmá-la.

Já a prolactina é o hormônio da produção do leite, do carinho e da proteção, pois além do vínculo, ela traz segurança e aconchego. Quando o nível de endorfina está alto, esta acarreta um aumento de prolactina, que deixa o sono leve e a mãe vigilante após o parto. A prolactina é o hormônio da entrega e da submissão, fazendo com que a mãe coloque as necessidades do bebê acima das suas. Consequentemente, uma mãe que amamenta tem muito mais facilidade de se entregar às demandas do seu bebê. Ela fica mais paciente e

## O PLANO DA NATUREZA PARA O PARTO

Mariana Betioli, obstetriz

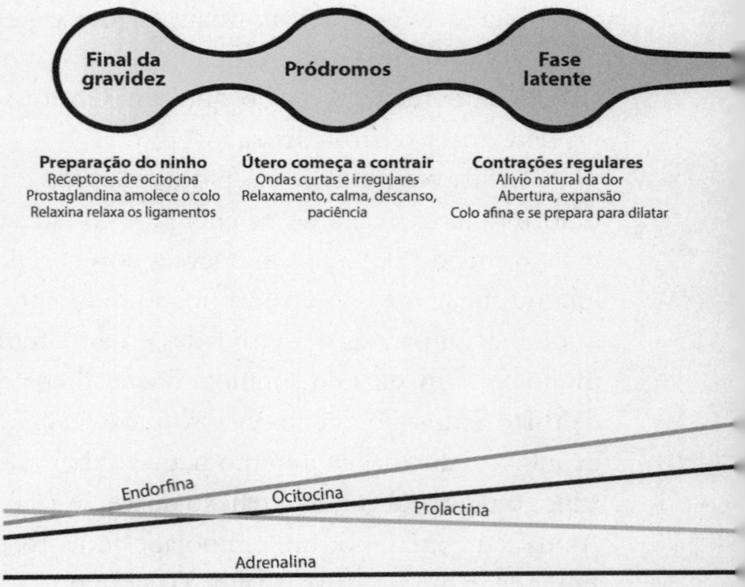

tolerante ao choro. O bebê também produz prolactina, que regula a sua temperatura e auxilia na adaptação à respiração.

Você deve ter achado que falamos muito sobre a função dos hormônios. No entanto, pouco se sabe sobre a sua atuação no trabalho de parto. Há ainda muito a se estudar e pesquisar. O fundamental é que se procure, acima de tudo, respeitar a natureza: quanto menor for a interferência, maior a chance do parto transcorrer normalmente. ▪

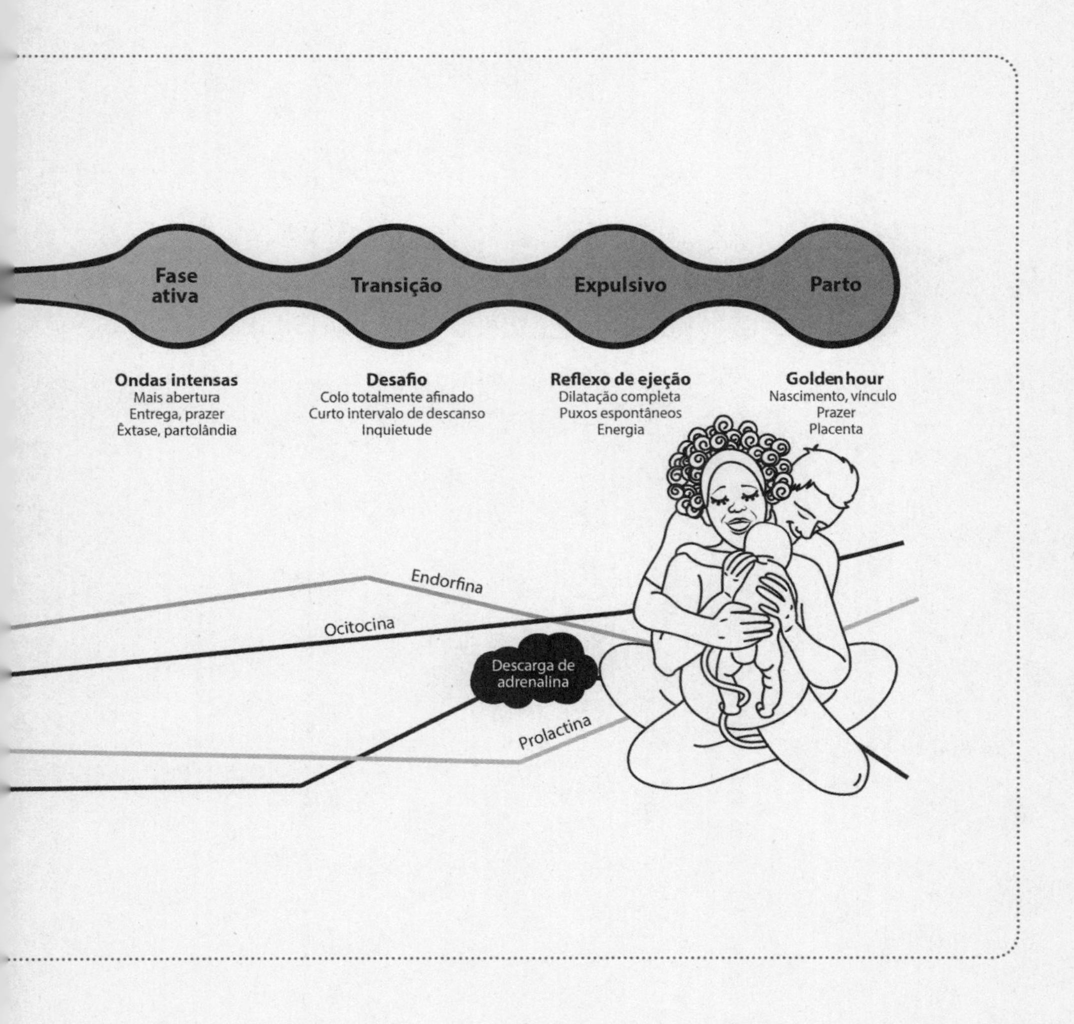

CAPÍTULO 3

# A preparação para o parto: yoga, a chave para uma gestação equilibrada

---

## Origem, fundamentos e importância da yoga

Seu corpo é uma obra da natureza, que levou milhões de anos para deixá-lo perfeito para a gestação e o parto. Sua anatomia foi moldada para que você possa ter um parto natural. Mas nos recônditos da sua mente encontram-se muitos medos, bloqueios e preocupações que se alojaram ali ao longo da sua vida e agora aparecem para se manifestar, como se fossem autênticos mantras negativos que você não para de repetir:

– Será que estou preparada para ser mãe?

– Será que aguentarei as dores?

– Será que meu filho nascerá perfeito?

– Será...?

Esses mantras represam energias em seu corpo, travando seus músculos. Mas você vai precisar que eles estejam relaxados para o nascimento do seu filho. Infelizmente nossa sociedade cria falsos inimigos e fantasmas dentro de nós mesmas, anunciando tantas dificuldades, tantos medos e tantos riscos para o parto, que logo nos tornamos presas fáceis das comodidades que o sistema de saúde nos oferece. Mas você, por meio da boa informação, já pode começar a tomar consciência da sua capacidade de parir e do seu direito de ser a protagonista da sua gravidez, a rainha do seu parto.

Mas isso não é tudo. Você também precisa tirar seus bloqueios e contar com a ajuda da natureza. Comece a acreditar na sua força interior. Você precisa fazer com que seu corpo, sobretudo seus músculos, entre em sintonia com seu poder feminino. A sabedoria milenar vinda da Índia presenteou a humanidade com uma chave contra seus medos e toda a tensão que eles desencadeiam: a yoga.

Yoga é a união do corpo, da mente, da emoção e do espírito. A prática da yoga na gravidez pode lhe proporcionar uma espécie de "revolução" em relação ao plano energético. É como se a yoga lhe dissesse: desperte-se para dentro de você! Redirecione a energia que estava voltada para o exterior e canalize-a para o interior de si mesma. Use toda sua energia na observação de seus movimentos, da sua respiração. É na tomada de consciência de cada ato que você começará essa revolução interior que lhe dará forças para um bom trabalho de parto.

O fluxo de toda essa energia é fundamental para equilibrar os seus *chacras*, centros de força que, em sânscrito, significam "discos". Os chacras absorvem a energia universal ou primária e, por meio dos *nádis* (canais), ela chega ao nosso corpo físico. Os plexos nervosos então reagem, enviando impulsos ao sistema endócrino que, por sua vez, libera os hormônios na corrente sanguínea, levando toda essa energia até as nossas células. Nós temos sete chacras principais no corpo energético:

**Básico (*muladhara*)** – cor vermelha, palavra-chave "terra", localizado na base da coluna e no períneo, significa a energia de ter e estar no presente. Está ligado aos rins e à coluna vertebral. Quando esse chacra está equilibrado, a passagem do bebê para o mundo exterior é facilitada.

**Esplênico (*swadhisthana*)** – cor laranja, palavra-chave "prazer", localizado no baixo ventre, significa ter contentamento e criatividade na vida. Está ligado aos órgãos reprodutores. Quando esse chacra está equilibrado, abre-se caminho para a fertilidade.

**Plexo Solar (*manipura*)** – cor amarela, palavra-chave "poder", localizado acima do umbigo, significa um poder com o outro e não sobre o outro. Está ligado ao sistema digestório. Quando equilibrado, facilita a entrega (e não o controle) na gestação e no parto.

**Cardíaco (*anahatha*)** – cor verde, palavra-chave "amor", localizado no centro do peito, significa amor incondicional. Está ligado ao coração. Quando esse chacra está equilibrado, proporciona uma boa maternagem, facilitando, sobretudo, a amamentação.

**Laríngeo (*visuddha*)** – cor azul, palavra-chave "comunicação", localizado no pescoço, significa expressão dos sentimentos. Está ligado à garganta e aos órgãos respiratórios. Quando equilibrado, propicia sentimentos de gratidão.

**Visual (*ajna*)** – cor índigo (azul-anil), palavra-chave "intuição", localizado entre as sobrancelhas, significa clareza de ideias e concentração. Está ligado aos olhos, ouvidos e nariz. Quando equilibrado, proporciona a entrada na "partolândia", que é o estado de consciência alterado.

**Coronário (*sahashara*)** – cor violeta, palavra-chave "espiritualidade", localizado no topo da cabeça, significa a busca espiritual. Está ligado ao cérebro, ao desenvolvimento intelectual e à expansão da consciência. Quando equilibrado, facilita a meditação.

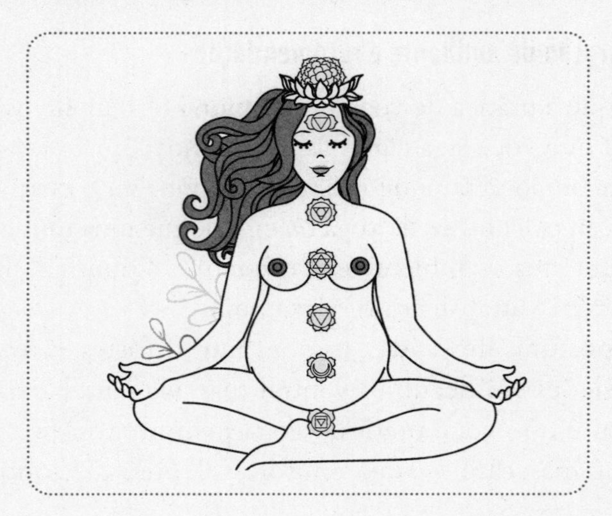

A prática das posturas de yoga harmoniza os chacras. Afinal, como a vida moderna leva a um desequilíbrio dos chacras, consequentemente, músculos, ligamentos e fáscias ficam tensos, frouxos ou torcidos. Isso muda a maneira como o bebê se acomoda no útero e entra na pelve. Mas esse problema tem solução. A prática da yoga também permite que o útero fique bem equilibrado, oferecendo espaço para o bebê se acomodar na posição cefálica e fletido com as costas para o lado esquerdo. Com isso, ele ficará com a parte mais suave e moldável da cabeça encaixada na pelve, facilitando a sua passagem.

Além dos benefícios para a gravidez e para o trabalho de parto, a yoga traz também um vínculo maior com seu filho, que começa já nos primeiros meses da gestação. Ainda na sua barriga, seu filho fica cada dia mais ligado aos estímulos que vêm de fora. Tudo o que você sente, ele absorve. Ele capta imediatamente suas tristezas, suas alegrias e seus medos. Assim, para fazer da maternidade uma experiência maravilhosa, é fundamental que a mãe (e o pai também) estabeleça desde cedo uma integração com o filho nos planos físico, emocional e energético.

Alguns obstetras recomendam a prática de atividades físicas somente após o término do primeiro trimestre, mas a yoga na gestação pode ser iniciada assim que se descobre a gravidez, respeitando as características individuais e o tempo de gestação.

## Preparação do ambiente e recomendações

Para que a prática de yoga proporcione os benefícios desejados, é essencial que você siga algumas recomendações.

1. Reserve um local tranquilo na sua casa (pode ser o quarto do bebê), abra o seu colchonete de yoga (*mat*), coloque uma música tranquila (ou mantenha o ambiente em silêncio) e diminua a claridade na sala para não atrapalhar no relaxamento.
2. Evite posturas invertidas, torções muito fortes, retenção de ar ou posições em decúbito ventral (barriga para baixo).
3. O ideal é que você pratique yoga pelo menos duas vezes por semana, mas, caso se sinta confortável, pratique todos os dias.

4. Sua série deve ter entre 15 e 20 posturas (*ásanas*). Para montá-la, escolha as posturas conforme o trimestre de gestação:

1º trimestre: até 12 semanas de gestação;
2º trimestre: de 13 a 28 semanas de gestação;
3º trimestre: de 29 semanas até o final da gestação.

Caso o seu bebê esteja pélvico (após 30 semanas), em vez de posturas de agachamento, opte pelas posturas que facilitam a virada dele (cachorro olhando para baixo, meia-ponte e invertida na parede).

5. Utilize roupas confortáveis, evitando os tecidos sintéticos. Roupas de algodão são ideais.
6. Tire relógio, pulseiras e o excesso de metais para que não interfiram no fluxo energético.
7. Recomenda-se que a gestante não tome banho logo após a prática, pois a água pode levar os benefícios energéticos. Se possível, aguarde pelo menos duas horas.
8. A prática nunca deve ser feita com o estômago cheio; contudo, gestantes não devem ficar com o estômago vazio (para evitar a queda de pressão). Por isso, recomenda-se a ingestão de algo leve (sopa, suco, frutas ou vitamina) cerca de meia hora antes da prática.

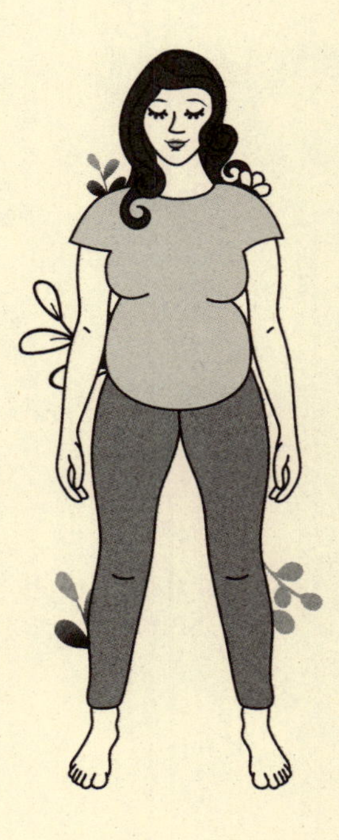

9. Seu limite deve ser respeitado, e os alongamentos devem ser realizados de maneira confortável.
10. Permaneça em cada postura dentro do limite de tempo confortável (em média de 30 segundos a 1 minuto).
11. Durante toda a prática procure manter a coluna alinhada, com os ombros para trás e o tórax aberto (salvo em posturas que indiquem o contrário).

12. A respiração consciente é parte importante da prática. Em linhas gerais, nos movimentos para cima e no início das posturas, inspire. Por sua vez, nos movimentos para baixo e na finalização das posturas, expire. Na manutenção da postura a respiração deve fluir normalmente.
13. Nas posturas que utilizam braços e pernas, inicie sempre pelo lado esquerdo, pois é o lado mais receptivo e, com isso, a energia fluirá mais facilmente.
14. Nas posturas de equilíbrio, deve-se iniciar fixando um ponto à frente e manter a atenção nesse ponto, sem distrações e em silêncio, para evitar quedas.
15. *Ásana* significa assento: deve ser firme e confortável. Em todas as posturas, fique atenta e presente em seu corpo, sem tensionar. Se você sentir desconforto em qualquer postura ou movimento, mude de posição para aliviar. *Aprenda a escutar e respeitar o seu corpo.*
16. Se você sentir desconforto ou dores durante a prática, informe ao profissional que a está acompanhando e investigue a causa.

## Prática

### *Abertura*

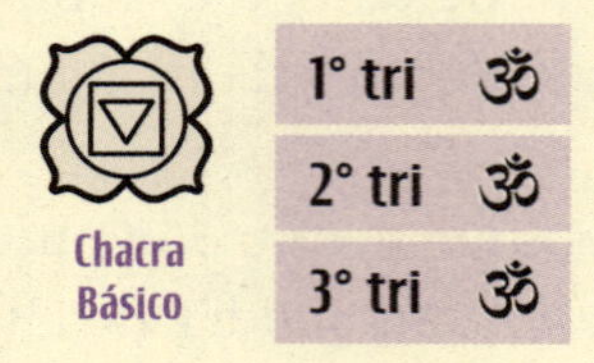


Sente-se em uma posição confortável, que pode ser:

### ➢ Postura do diamante (*Vajrasana*)

Sentada sobre os calcanhares com os joelhos afastados na largura do quadril.

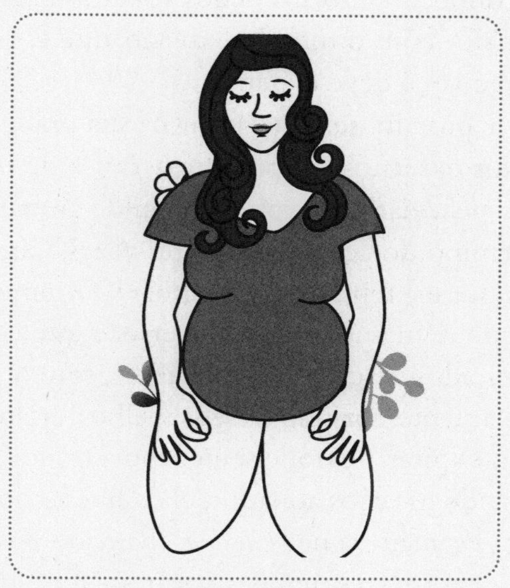

### ➢ Postura fácil (*Sukhasana*)

Sentada com as pernas cruzadas.

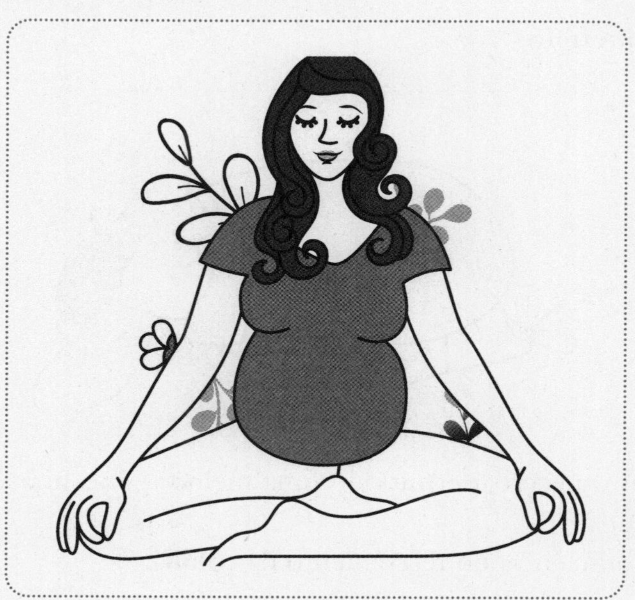

Deixe, então, a coluna alinhada, apoiando suas mãos sobre as coxas, com a palma da mão voltada para baixo, unindo o polegar ao indicador. Com isso, cria-se uma energia voltada para a introspecção e seu autoconhecimento. Os dedos voltados para cima criariam uma sintonia maior com o mundo externo, que é, nesse momento, justamente o que você deve evitar.

Nessa etapa, procure se concentrar na sua prática, liberando-se dos pensamentos externos, de preocupações e de tensões. Inspire profundamente pelo nariz e expire, entoando o mantra *Om* lentamente até o término do ar, repetindo três vezes. Com isso, alivia-se naturalmente a dor e a tensão. Ao se entoar *Om*, emite-se o som do infinito, por onde se manifestou o universo, e que corresponde aos três primeiros estados de consciência: vigília, sono e sonho.

Inspire novamente, abrindo os seus joelhos, criando espaço para o seu bebê, e, ao expirar, flexione seu corpo à frente. Apoie sua testa no chão, colocando as mãos ao lado dela e liberando sua coluna de qualquer tensão. Permaneça nesse *ásana,* chamado postura da criança *(Balásana),* fazendo três respirações naturais. Volte então à posição inicial, inspirando e desenrolando sua coluna vértebra por vértebra, até ficar sentada com a coluna ereta.

### ♦ Benefícios

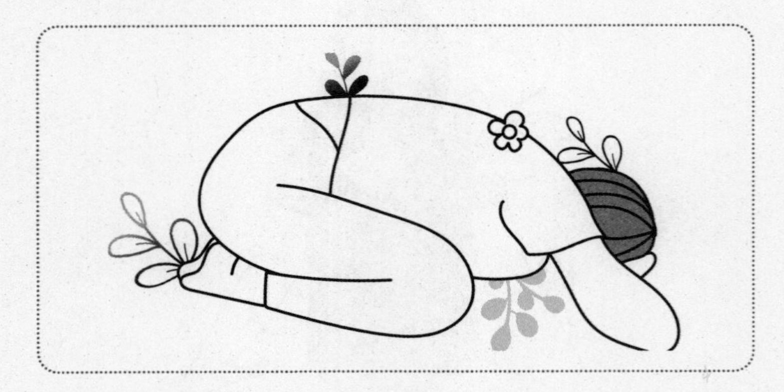

- Introspecção, permitindo uma melhor concentração para a prática.
- Consciência do relaxamento da coluna.

### *Alinhamento*

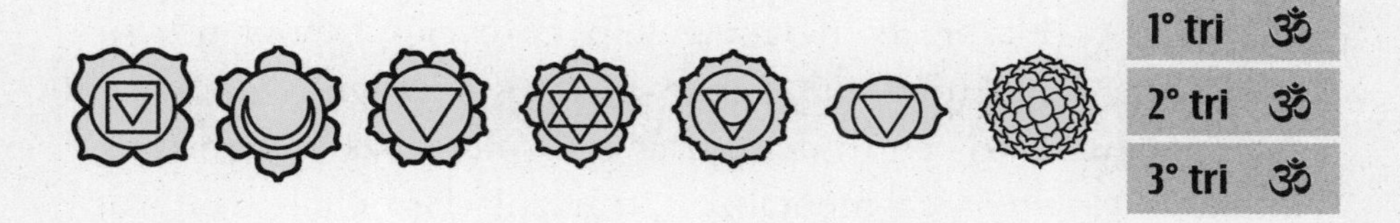


O casal faz individualmente, um de frente para o outro.

Essa parte inicial é importante para que você viva o momento presente, sentindo a conexão com o céu e a terra ao mesmo tempo, como se você fosse um fio condutor desse fluxo de energia.

Levante-se lentamente, erguendo seu quadril, apoiando um pé à frente e flexionando o joelho. Depois faça o mesmo com o outro lado, até ficar em pé.

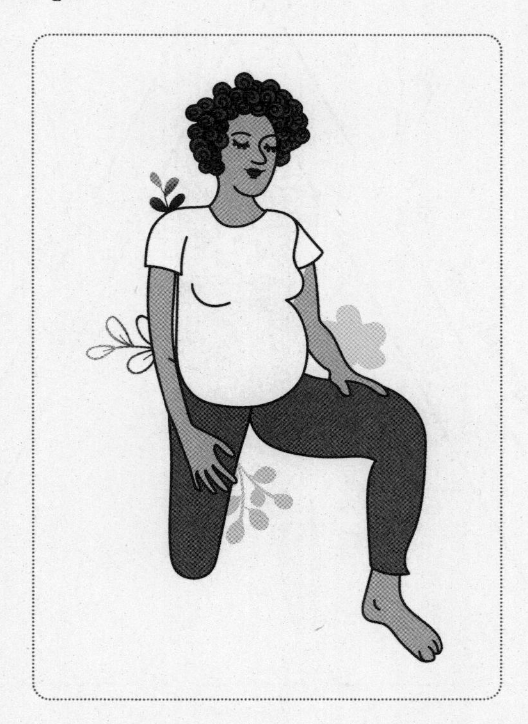

Deixe os pés paralelos, na largura do quadril, encaixando a pelve. Levante seus dedos dos pés, deixando-os bem abertos no chão. Sinta o apoio, formando um triângulo: no calcanhar, sobre o osso do dedão e do dedinho. Você terá a sensação de que o seu pé aumentou de tamanho. Essa será a postura básica de todos os *ásanas* em pé.

Abra os seus braços, flexionando os cotovelos e apontando suas mãos para o alto (figura a). Feche os olhos e imagine que você é um triângulo. No centro desse triângulo, mentalize a luz branca e a sílaba *Om*; no ápice, mentalize a cor azul-claro e fale: "Eu sou". Depois, mentalize uma linha dourada que desce do lado direito e diga: "Para fazer o que eu tenho que fazer". Na base desse triângulo, visualize uma linha vermelha e fale: "Para ter o que eu tenho que ter". E, por fim, imagine uma linha verde subindo, para fechar o seu triângulo, e diga: "Para ser o que eu tenho que ser".

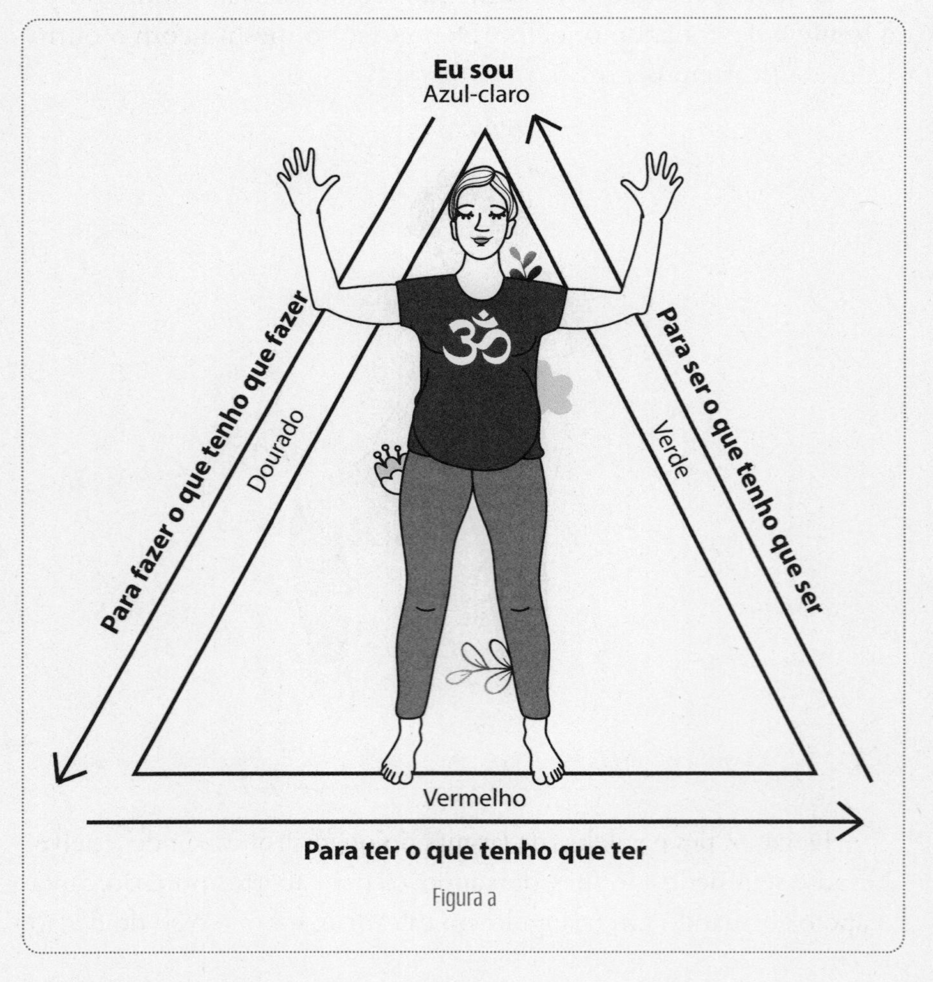


Figura a

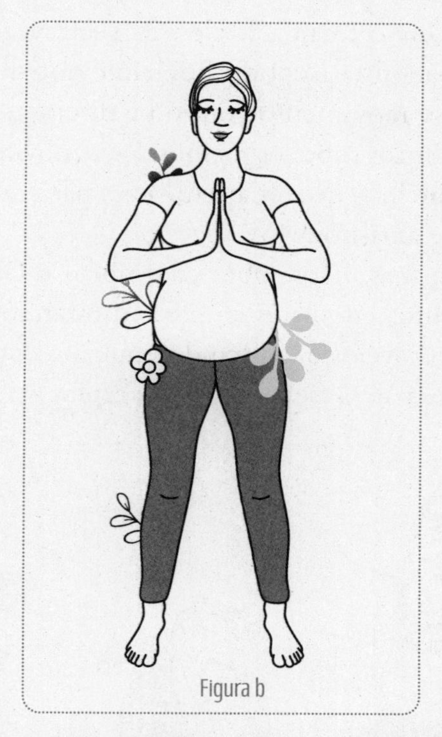
Figura b

Encerre o alinhamento unindo as mãos à frente do peito (figura b).

## *Aquecimento*

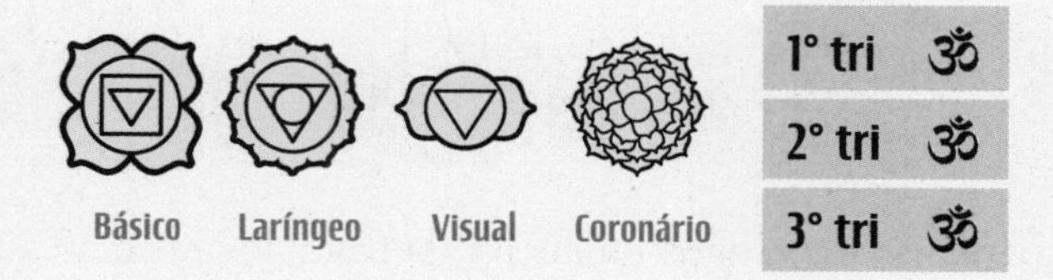


O casal faz individualmente, um de frente para o outro, conectando o olhar.

Antes de começar a prática, é fundamental que você aqueça suas articulações para evitar lesões.

1. Mantenha-se em pé, deixando seu peso sobre a perna direita. Apoie a ponta do pé esquerdo um pouco à frente do pé

direito. Gire o tornozelo de três a sete vezes para dentro e depois para fora (sentido horário e anti-horário). Depois, repita esse movimento com o pé direito.

2. Apoie as mãos sobre os joelhos. Faça movimentos circulares com os joelhos de três a sete vezes para cada lado (sentido horário e anti-horário).
3. Coloque suas mãos sobre os ombros e faça de três a sete movimentos circulares amplos, inspirando enquanto eleva os seus cotovelos e expirando enquanto os desce. Faça inicialmente para a frente e depois repita para trás.

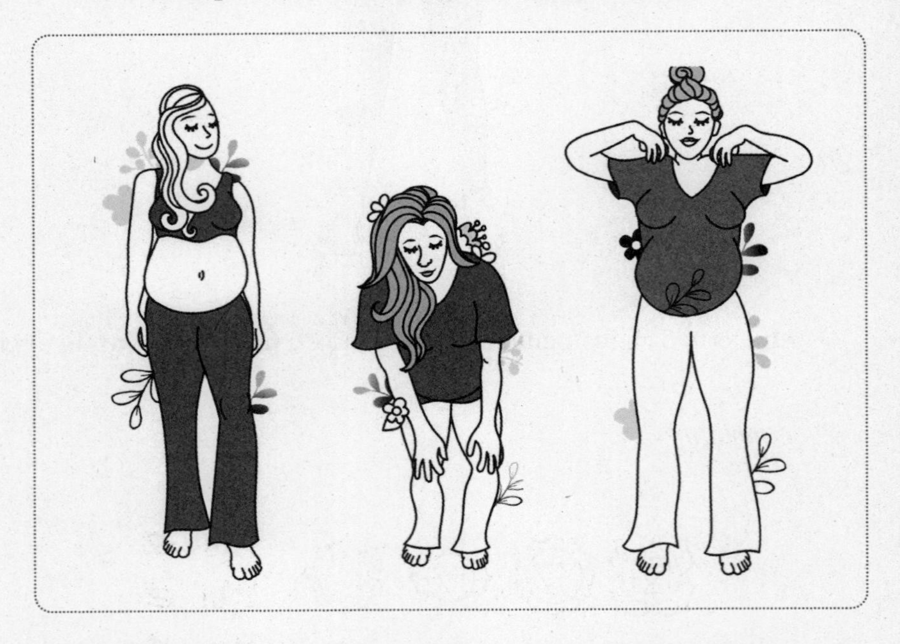

4. Entrelace suas mãos na altura da testa, levando a cabeça para trás e, ao mesmo tempo, alongando o pescoço. Pressione as mãos contra a testa e mantenha essa postura durante três a sete respirações naturais. Em seguida, entrelace suas mãos atrás da cabeça (região occipital) e aproxime o queixo do peito. Mantenha essa postura durante três a sete respirações naturais.
5. Posicione sua mão esquerda na orelha direita e alongue o pescoço lateralmente. Mantenha essa postura durante três

a sete respirações naturais. Depois, repita esse movimento do outro lado.

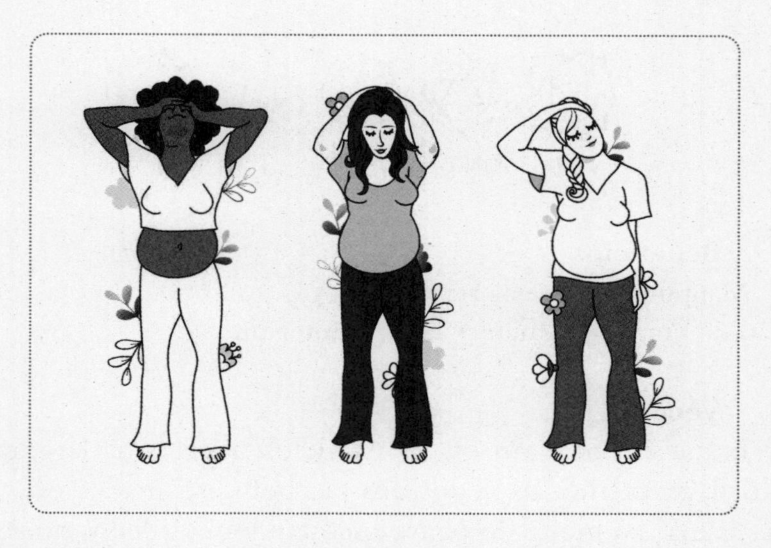

6. Faça lentamente de três a sete rotações do pescoço para cada lado.

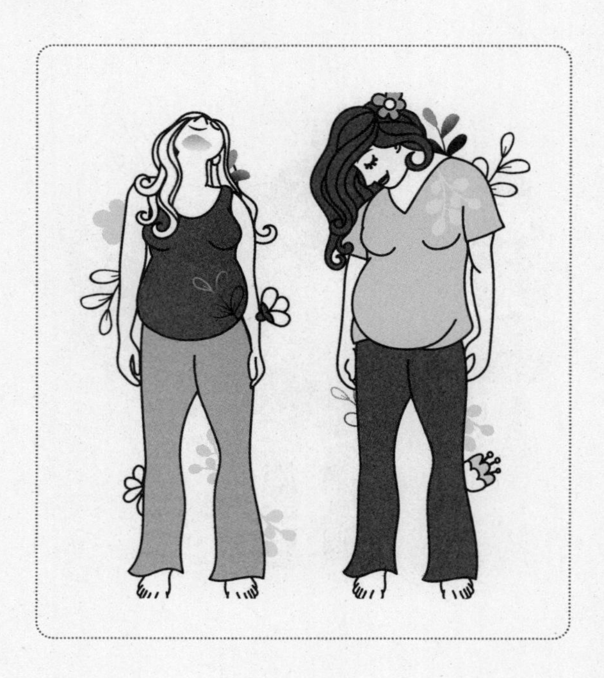

## *Posturas* (ásanas)

### ➢ Postura da montanha (*Tadasana*)

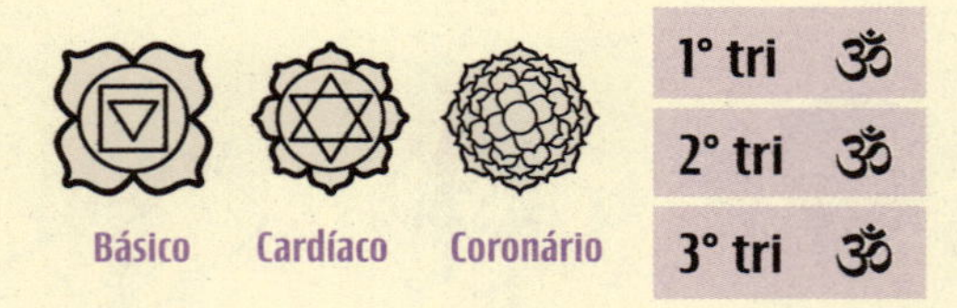


**♦ Benefícios**

Mantém a mente alerta e promove equilíbrio, firmeza, tonificação do corpo e aumento da força interior.

**♦ Você**

Fique em pé, com os pés paralelos, abertos na largura do quadril, mantendo os dedos dos pés bem espalhados no chão. Una as mãos à frente do peito, encostando seus dedos polegares no centro deste, e procure sentir que você tem a força de uma montanha: suas coxas e pernas estão tão firmes, que parecem a base

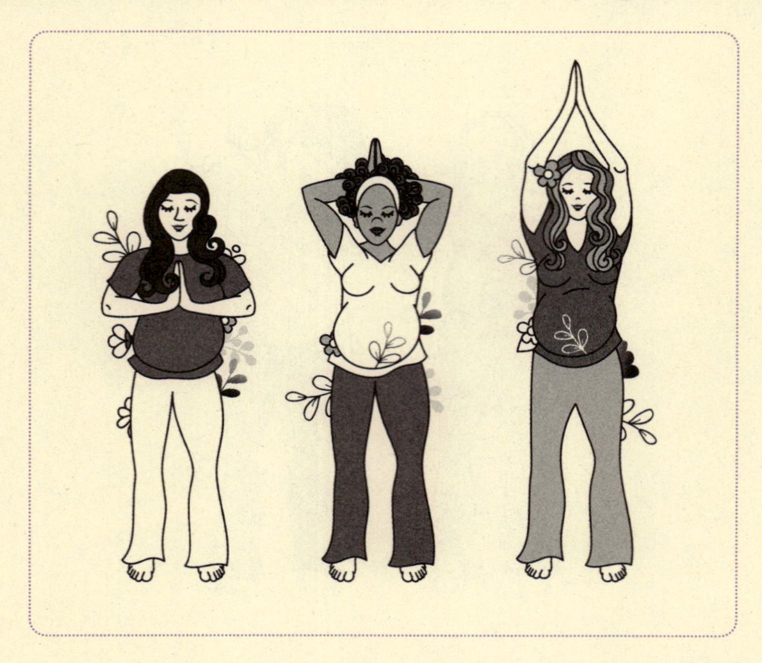

dessa montanha. Faça uma respiração e em seguida eleve as mãos acima da cabeça, encostando-as no topo desta e abrindo bem seus cotovelos; faça mais uma respiração e eleve as mãos (unidas) para o alto, apontando-as para o céu. Desça-as novamente, apoiando-as sobre a cabeça, fazendo mais uma respiração. Em seguida, desça suas mãos retornando-as à posição inicial, à frente do peito.

Repita esse movimento de três a sete vezes.

- **Frase para mentalizar**

## Eu sou capaz de parir o meu bebê.

- **Com a participação do(a) companheiro(a)**

Os movimentos são similares aos da postura individual. Mantenham o olho no olho. O(a) companheiro(a) coloca as mãos em prece sobre as suas. Eleve-as na altura da testa em um ponto no centro do casal. Depois, eleve as mãos para o alto, sempre num ponto central do casal.

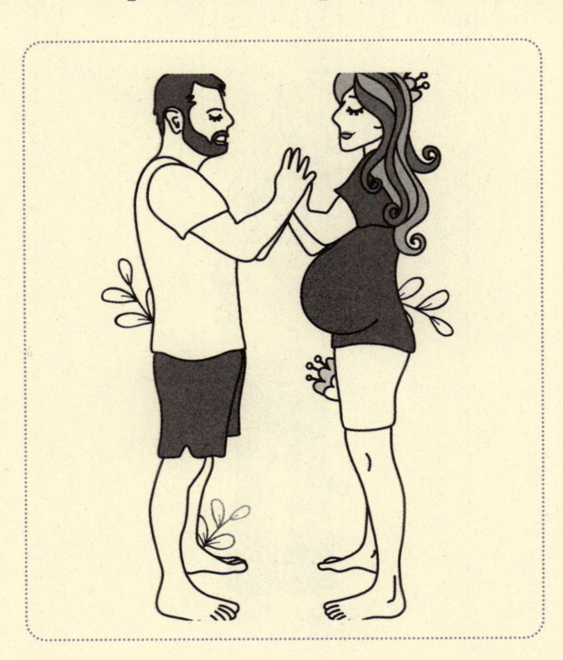

### ➢ Postura da palmeira (*Talasana*)

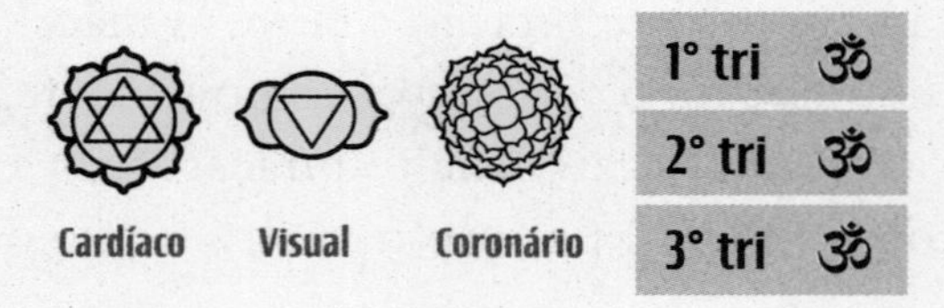


**• Benefícios**

Proporciona equilíbrio e concentração. Alonga a parede abdominal, gerando mais espaço para o bebê se acomodar no útero. Melhora azia, fortalece a musculatura das costas e corrige a coluna vertebral. Revigora todo o corpo e promove autoconfiança.

**• Você**

Fique em pé, com os pés paralelos e abertos na largura do quadril. Una as mãos à frente do peito. Fixe o olhar em um ponto e então inspire, elevando suas mãos e pés ao alto. Mantenha-se na ponta dos pés, com as mãos unidas no alto e os ombros relaxados. Repita esse movimento de três a sete vezes.

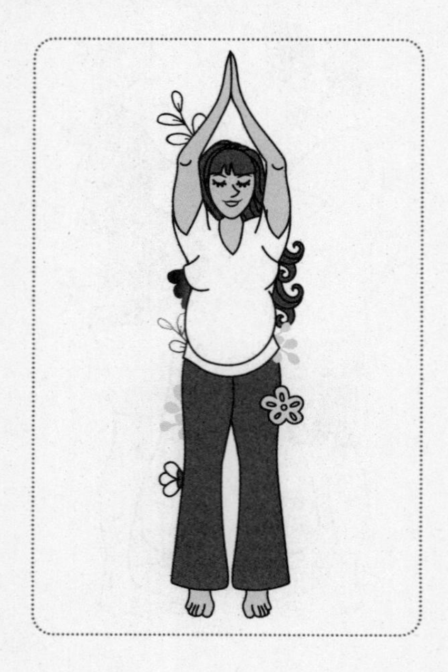

• **Frase para mentalizar**

> Eu crio espaço para meu bebê
> se desenvolver com perfeição.

• **Com a participação do(a) companheiro(a)**

Os movimentos são similares aos da postura individual. Mantenham o olho no olho. O(a) companheiro(a) coloca as mãos em prece sobre as suas, que ficam unidas num ponto bem central entre o casal. Em seguida, os dois as elevam ao alto. Se o(a) seu/sua companheiro(a) for mais alto(a) do que você, ele(a) deverá manter as mãos elevadas sobre as suas na altura que você conseguir. Mantenham-se nessa postura por três a sete respirações. Ao final, inspire e expire, desfazendo a postura e terminando com as mãos à frente do peito no centro do casal.

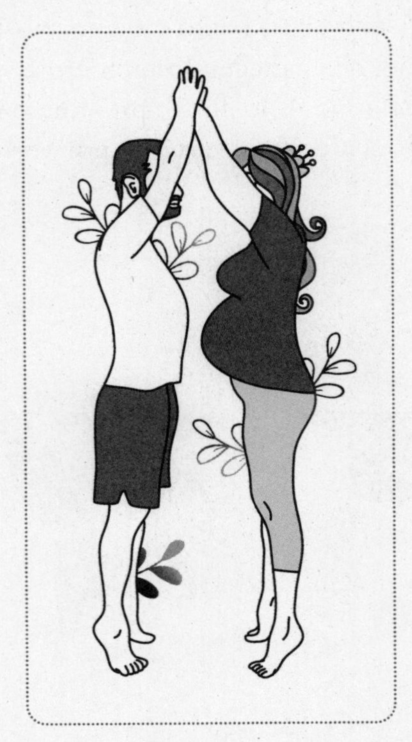

## ➢ Descanso da coluna (*Ardha Uttanasana*)

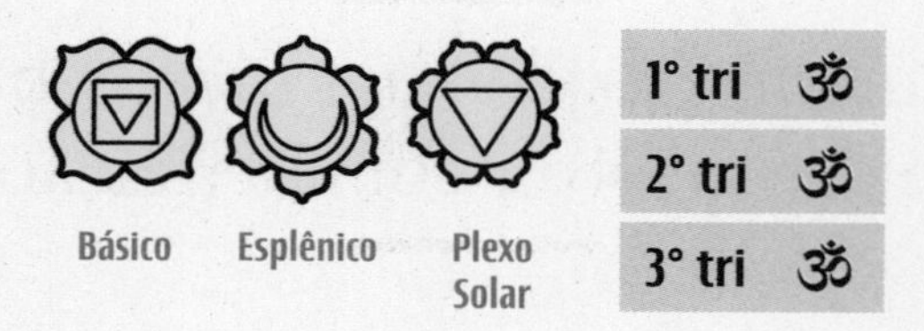


♦ **Benefícios**

Promove o alongamento posterior das costas, previne cãibras e compensa a postura da palmeira.

♦ **Você**

Com os pés paralelos, na largura do quadril, mantenha uma distância da parede do tamanho dos seus braços. Apoie as mãos na parede e deixe sua coluna alinhada, paralela ao chão, olhando para baixo. Permaneça nessa postura por três a sete respirações. Em seguida, solte seu corpo para baixo e deixe seus braços balançarem como um pêndulo, permanecendo também por três a sete respirações. Por fim, flexione os joelhos, aproxime o queixo do peito e suba desenrolando sua coluna, vértebra por vértebra. A cabeça é a última a se alinhar.

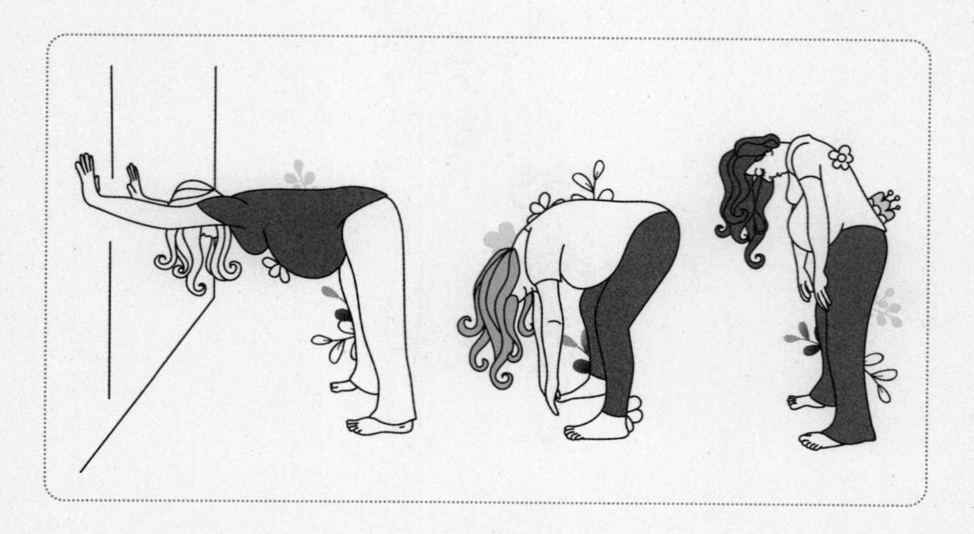

- **Frase para mentalizar**

## Eu dou sustentação à minha gravidez.

- **Com a participação do(a) companheiro(a)**

Os movimentos são similares aos da postura individual. Seu/sua companheiro(a) fica à sua frente e, ao esticar os braços, as palmas das mãos se encontram. Em seguida, os dois soltam o tronco para baixo, deixando o corpo balançar como pêndulo, e ao final sobem desenrolando a coluna, vértebra por vértebra.

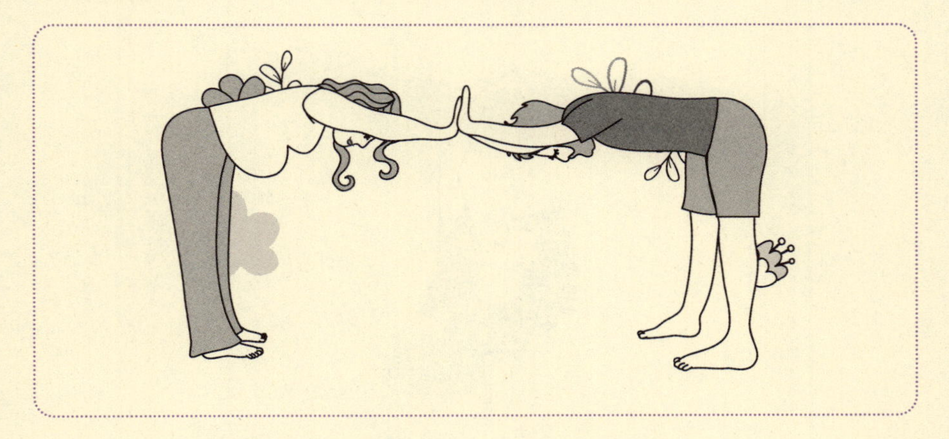

### ➢ Postura da meia-lua (*Ardha Chandrasana*)

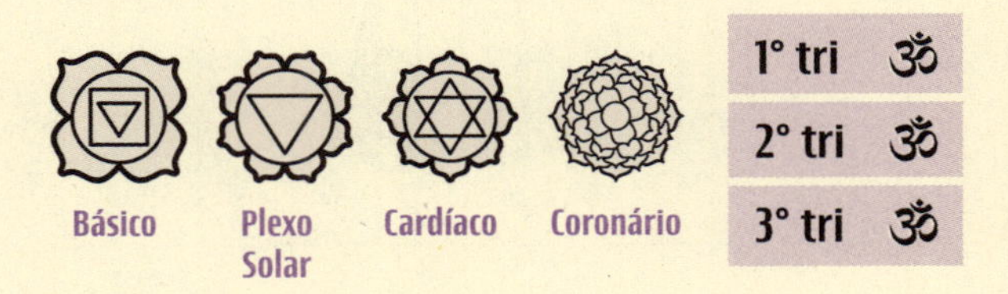


- **Benefícios**

Estimula o instinto materno, pois a lua representa o feminino. Ativa a concentração, criando uma conexão entre o céu e a terra. Trabalha a coluna vertebral e a musculatura entre as costelas, expandindo o pulmão e permitindo uma melhor oxigenação.

**• Você**

Em pé, com as pernas afastadas na largura do quadril, inspire e expire, descendo um dos braços pela lateral do corpo em direção à terra e, ao mesmo tempo, vire para cima a palma da mão do outro braço em direção ao céu. Enquanto você expira, flexione o corpo para o lado do braço que está embaixo e, simultaneamente, curve o braço elevado formando uma meia-lua. A mão do braço que está para baixo toca na perna. Os olhos ficam fixos na mão da meia-lua, em cima. Mantenha a respiração livre durante o tempo que estiver confortável (entre três e sete respirações). Por fim, inspire e expire, desfazendo a postura. Repita o exercício do outro lado.

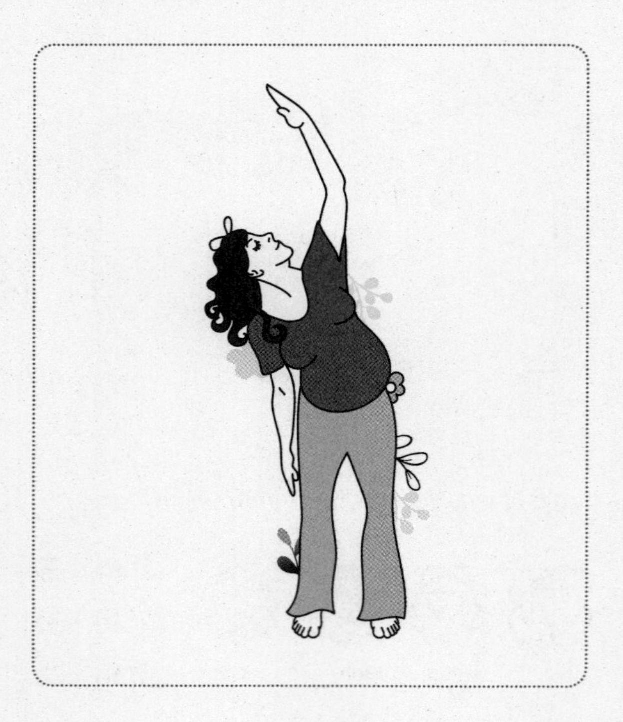

**• Frase para mentalizar**

Eu me conecto com meu instinto materno.

**• Com a participação do(a) companheiro(a)**

Fique em pé ao lado do(a) seu/sua companheiro(a). Unam as mãos de dentro apontando-as para a terra enquanto as mãos externas unem-se no alto apontando para o céu. Enquanto vocês expiram, flexionem o corpo para o lado do braço que está embaixo. Apesar de cada um fazer a postura da meia-lua, na verdade, vocês, juntos(as), formam simbolicamente uma lua cheia.

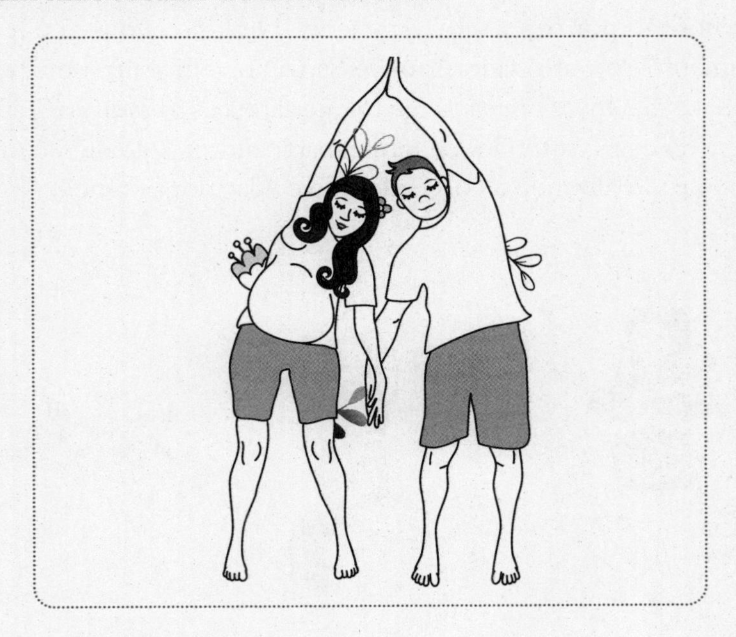

## ➢ Postura da árvore (*Vrksasana*)

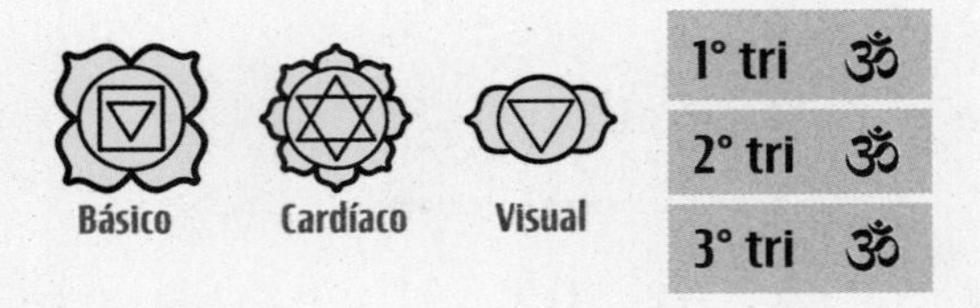


**• Benefícios**

Postura de equilíbrio e concentração. Ajuda a diminuir as oscilações internas, proporcionando equilíbrio físico e emocional ao longo da gestação apesar de todas as mudanças que ocorrem durante esse período.

**♦ Você**

Em pé, fixe o olhar em um ponto, deixando o peso do corpo sobre a sua perna esquerda. Flexione a perna direita lateralmente, encostando seu pé na altura do tornozelo, abaixo/acima do joelho (evite firmá-la sobre a articulação) ou na altura da virilha, dependendo da sua flexibilidade (figura a). Una as mãos à frente do peito e, se você se sentir bem equilibrada, eleve-as no alto da cabeça (figura b). Mantenha-se nessa posição por três a sete respirações. Desfaça a postura e repita o movimento do outro lado. Após 37 semanas, repita a mesma postura, mas deixe suas mãos no *mudra* (gesto que alinha os meridianos, canais de energia do corpo sutil) flor de lótus, imaginando o colo do seu útero se abrindo e visualizando a cor verde, que é dilatadora, como na figura c.

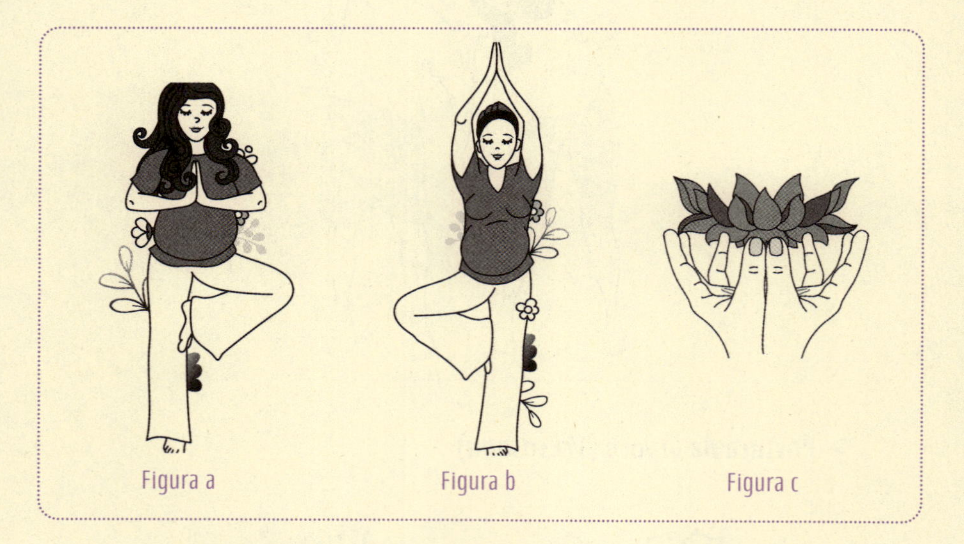

Figura a Figura b Figura c

**♦ Frase para mentalizar**

Eu me equilibro com o meu bebê.

**♦ Com a participação do(a) companheiro(a)**

Fiquem em pé lado a lado. Fixem o olhar em um ponto à frente e deixem o peso na perna de dentro. Abram a perna de fora lateralmente, apoiando-a na altura do tornozelo, abaixo/acima do joelho (evitem firmá-la sobre a articulação) ou na altura da virilha, dependendo da flexibilidade de cada um. Unam as mãos de dentro, palma com palma, sem entrelaçar os dedos e apontando-os para baixo. As mãos de fora devem se unir à frente do peito. Vocês devem se manter nessa posição por três a sete respirações. Desfaçam a postura e repitam o movimento do outro lado.

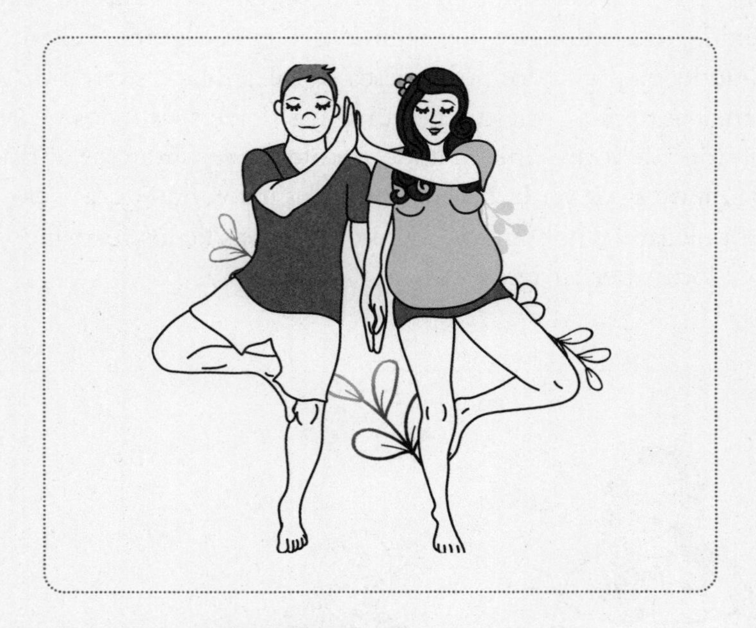

### ➢ Postura de cócoras (*Sankatasana*)

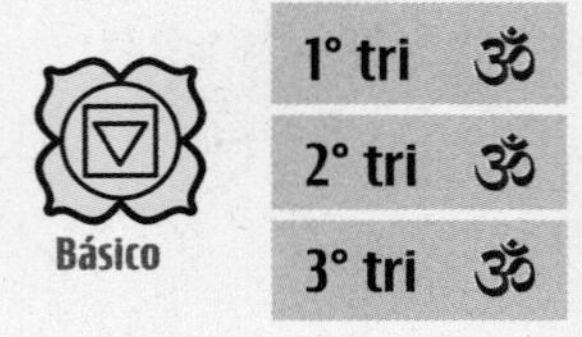


- **Benefícios**

Trabalha o equilíbrio, a concentração, o fortalecimento do períneo e da musculatura da pelve e das coxas. Auxilia na entrada do bebê no estreito superior da pelve.

◆ **Você**

Em pé, fixe o olhar em um ponto mais abaixo na parede, inspire, elevando os calcanhares e unindo as mãos à frente do peito (figura a), e expire, abaixando-se na ponta dos pés. Encaixe o quadril, diminuindo sua curvatura lombar (figura b). Permaneça de três a sete respirações, concentrando-se no seu períneo (se você estiver até o sexto mês de gestação, contraia o seu períneo durante dois segundos e relaxe por um segundo. A partir do sétimo mês, faça o contrário: contraia durante um segundo e relaxe durante dois segundos. Repita algumas vezes). Suba, inspirando, na ponta dos pés, e desça os calcanhares, expirando. Após 37 semanas, repita a mesma postura, mas deixe suas mãos no *padma mudra* (flor de lótus), imaginando o colo do seu útero se abrindo e visualizando a cor verde. Junte as bases das mãos, unindo-as pelos seus dedos polegares e mindinhos. Estique os demais dedos, formando uma flor de lótus aberta (figura c).

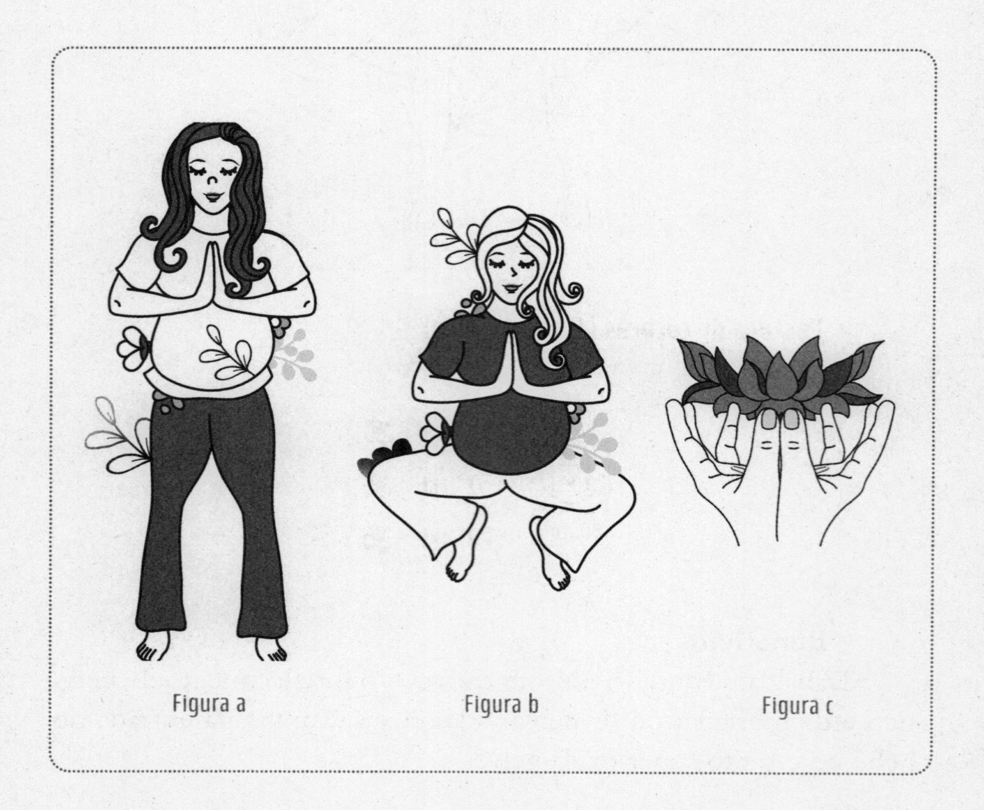

Figura a Figura b Figura c

◆ **Frase para mentalizar**

Eu me equilibro com meu bebê e
abro minha bacia para que ele se encaixe.

◆ **Com a participação do(a) companheiro(a)**

A postura é muito similar àquela que você faz sozinha. O que muda é unicamente a interação com o(a) companheiro(a): ele(a) deve ficar à sua frente, colocar as mãos sobrepostas às suas, como se estivesse embalando-as, e, assim, unidos(as), vocês fazem todos os movimentos juntos(as). Em vez de fixar o olhar em um ponto à frente, mantenham olho no olho.

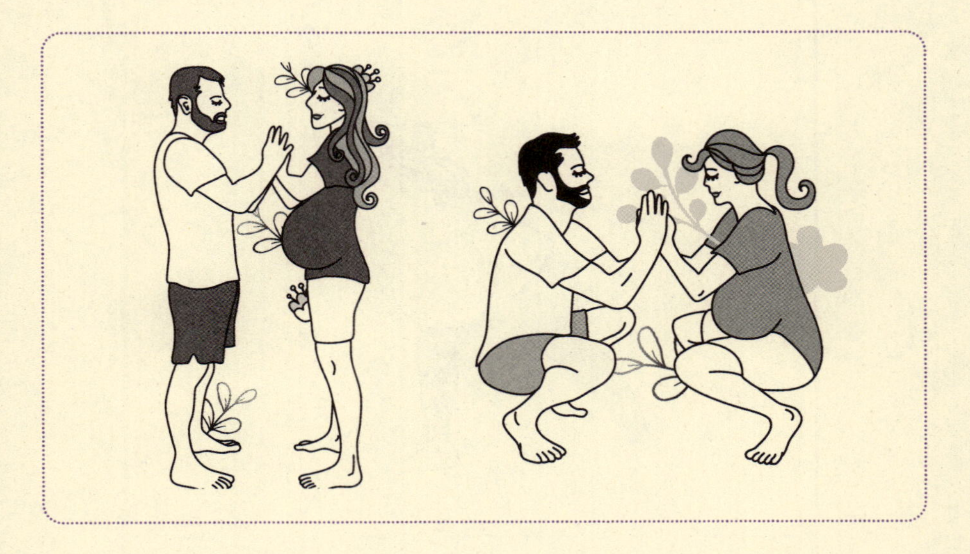

### ➢ Empurrando a parede (adaptação da postura da guerreira – *Virabhadrasana*)

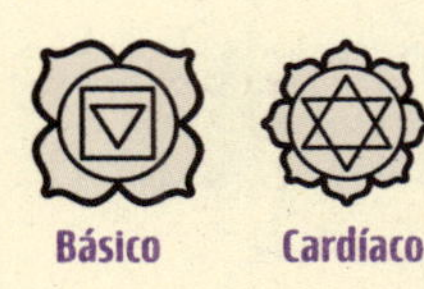


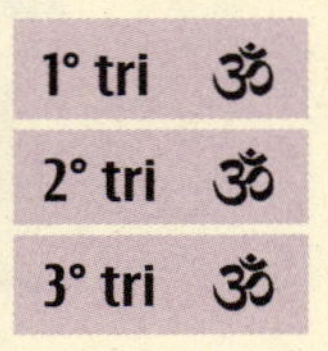


| | |
|---|---|
| 1° tri | ॐ |
| 2° tri | ॐ |
| 3° tri | ॐ |

• **Benefícios**

Proporciona um alongamento da fáscia e dos músculos da parte posterior das pernas, prevenindo cãibras; estimula a mobilidade do sacro para o parto e prepara para a postura do agachamento.

• **Você**

Em pé, próxima à parede, com os pés afastados na largura do quadril, dê um passo de trinta centímetros para trás com a perna direita, apoiando o calcanhar no chão. Flexione o joelho esquerdo e apoie seus antebraços na parede, empurrando-a. Cuide para que sua pelve fique voltada para a frente e que o joelho não passe à frente do tornozelo. Permaneça nessa postura de trinta a sessenta segundos, respirando naturalmente. Depois, repita a postura do outro lado.

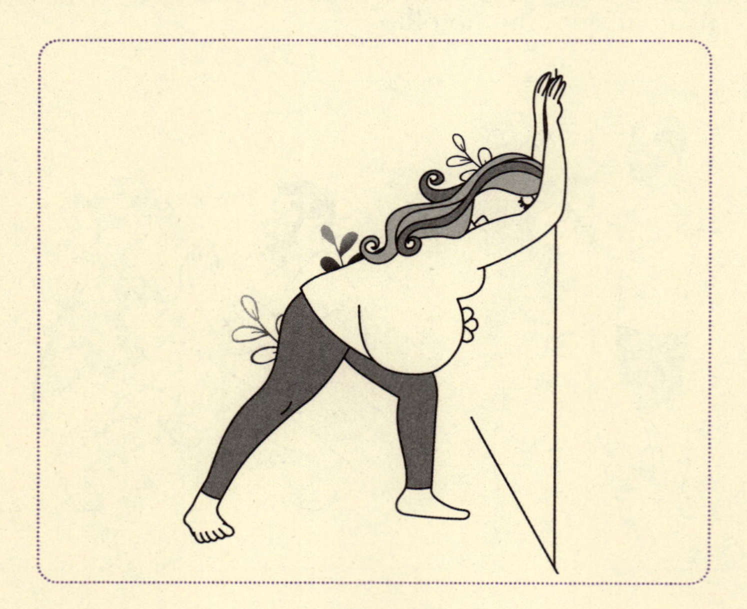

• **Frase para mentalizar**

Eu deixo o meu bebê escorregar pela minha pelve.

• **Com a participação do(a) companheiro(a)**

Fiquem frente a frente, deem um passo para trás com a perna direita, como na postura em que você faz sozinha. Estenda os braços, empurrando a palma da mão do(a) companheiro(a). Permaneça nessa posição de trinta a sessenta segundos. Depois, é só inverter o lado.

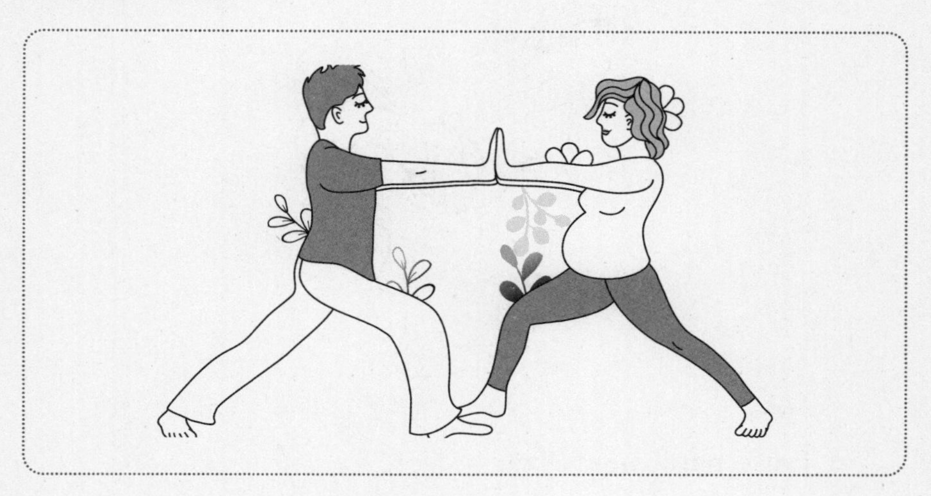

### ➢ Agachamento (*Utkatasana*)

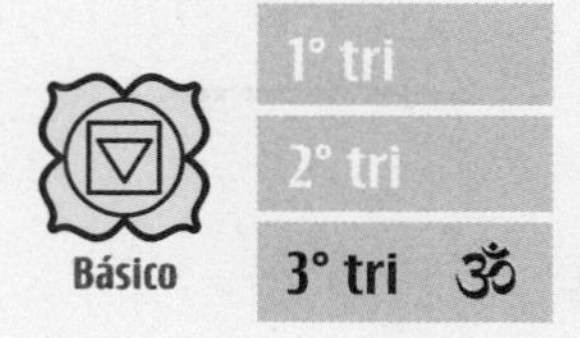


• **Benefícios**

Alonga o assoalho pélvico, deixando-o mais maleável. Fortalece as coxas e proporciona uma abertura da pelve, facilitando o encaixe do bebê no estreito inferior.

• **Você**

Fique em pé, empinando os glúteos, e flexione ligeiramente os joelhos (que ficam mais voltados para dentro), como se você estivesse montada em um cavalo. Mantenha seus pés afastados e a ponta deles voltada para dentro um pouco além da largura do quadril. A pelve deve descer até, no máximo, a altura dos joelhos. Apoie suas mãos nas coxas. Permaneça nessa posição de trinta a sessenta segundos, inspirando pelo nariz e soltando o ar pela boca.

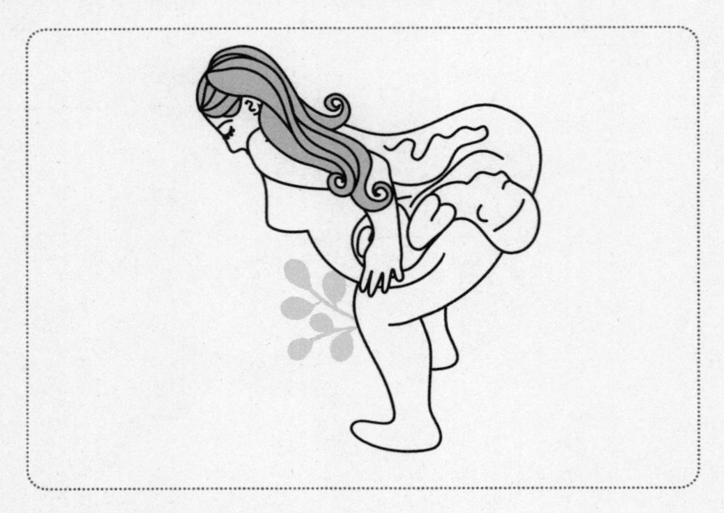

- **Frase para mentalizar**

## Eu abro as portas do mundo para o meu bebê.

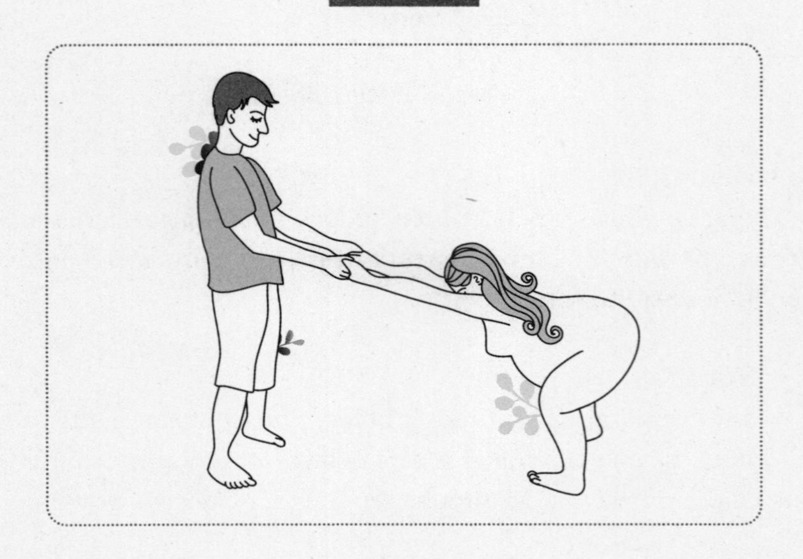

• **Com a participação do(a) companheiro(a)**

Posicionem-se frente a frente, segurando-se pelas mãos. Mantenha, entre você e o(a) seu/sua companheiro(a) a distância de um braço estendido.

### ➢ Postura do elefante (*Raja Hastinasana*)

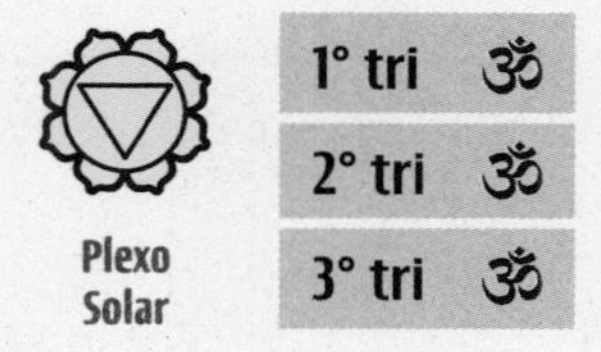


• **Benefícios**

Proporciona o relaxamento em pé, e solta todo o corpo, liberando a coluna de tensões e ajudando na flexibilidade e na lubrificação das articulações.

• **Você**

Em pé, com os pés separados na largura do quadril, faça um balanço com o seu corpo para um lado e para o outro. Deixe seus braços bem soltos, acompanhando os seus movimentos, como se fossem a tromba de um elefante. Fique com os olhos abertos para não sentir tontura e acompanhe o movimento com o olhar. Respire naturalmente e faça à vontade.

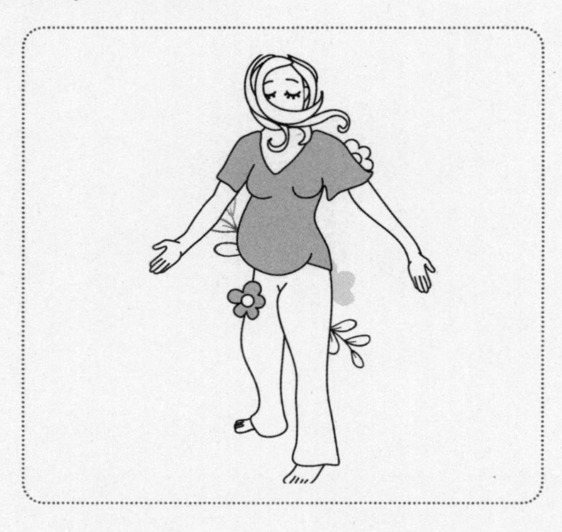

- **Frase para mentalizar**

---

Eu relaxo com o meu bebê.

---

- **Com a participação do(a) companheiro(a)**

Fiquem em pé lado a lado, mantendo uma distância equivalente ao seu braço esticado. O movimento é idêntico ao que você faria sozinha.

### ➢ Postura da guerreira II (*Virabhadrasana II*)

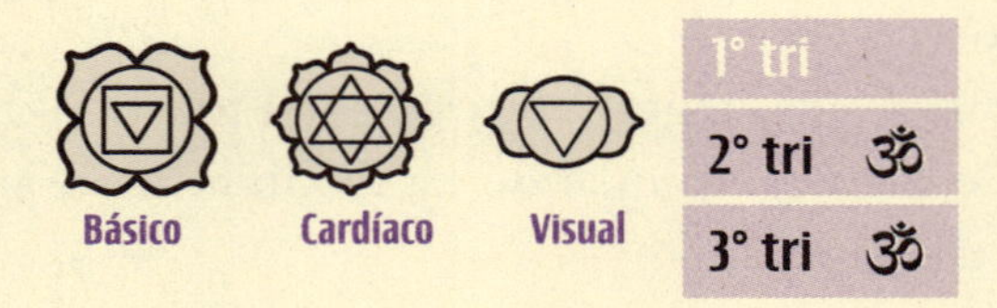


- **Benefícios**

Ajuda na concentração e no estabelecimento de um objetivo, trabalhando a força de vontade. Proporciona a abertura da virilha, tonifica os nervos da coluna vertebral e os músculos das pernas, dos ombros e dos braços.

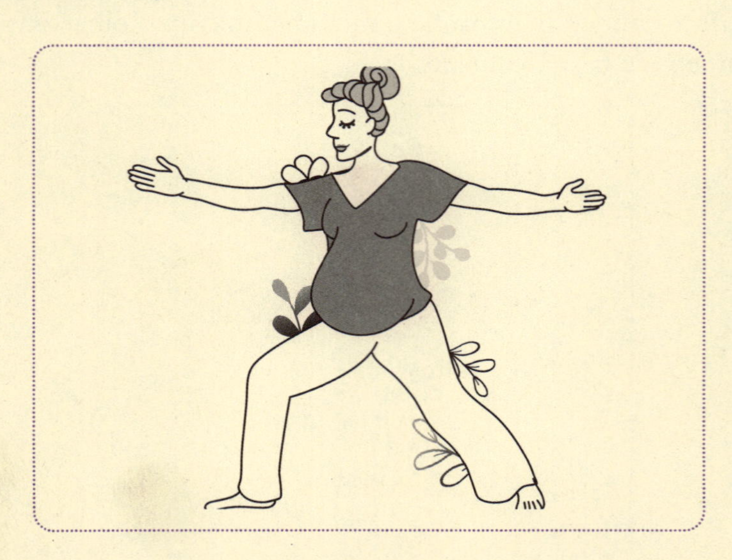

* **Você**

Em pé, com a perna esquerda, dê um passo largo para o lado (para medir, basta abrir os braços e verificar se os seus punhos estão sobre os tornozelos). Vire o seu corpo para o lado esquerdo, apontando o seu pé esquerdo para a frente, flexionando seu joelho esquerdo. Cuide para que seu joelho aponte para o segundo dedo do seu pé e não ultrapasse o tornozelo. Mantenha a perna direita estendida com o seu pé a 45 graus. Estique seus braços à frente, unindo suas mãos, e mentalize um objetivo (pense em algo que você deseja muito). Inspirando, abra seu braço direito para trás e mantenha-o alinhado à altura do ombro. Permaneça com o olhar fixo na mão esquerda (no seu objetivo). A pelve deve se alinhar lateralmente com os ombros. Fique nessa posição por três a sete respirações. Desfaça lentamente a postura, expirando. Repita o movimento do outro lado.

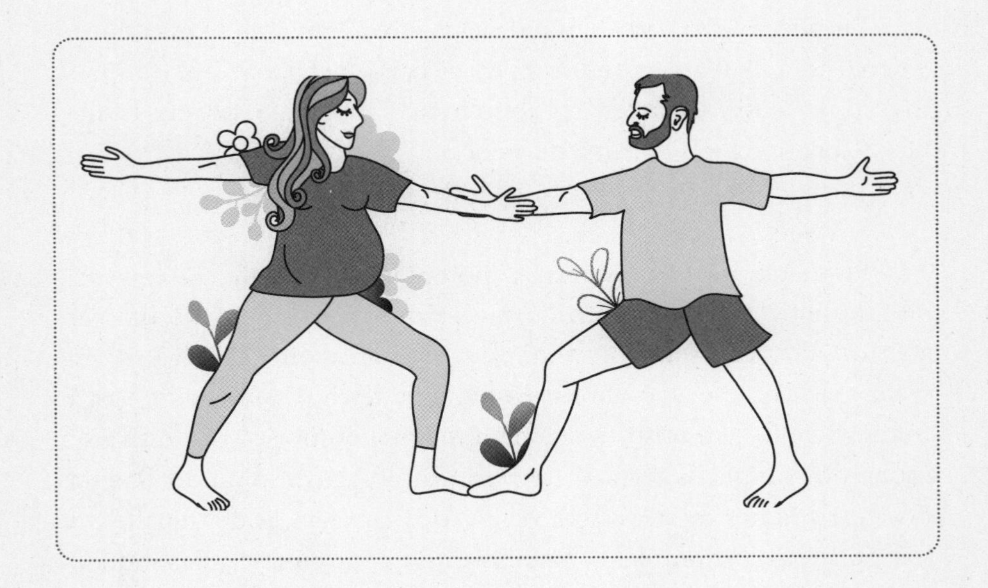

* **Frase para mentalizar**

## Eu sigo firmemente o caminho que escolhi.

• **Com a participação do(a) companheiro(a)**

Fiquem em pé, frente a frente, e realizem o movimento descrito na postura que você faria sozinha. No entanto, cada um deve fazer voltado para um lado, de modo que a palma da mão do(a) seu/sua companheiro(a) encoste na sua. Ao fazer do outro lado, invertam a posição, de modo que sempre fiquem de frente conectando o olhar.

### ➤ Postura da deusa (*Upavesasana*)

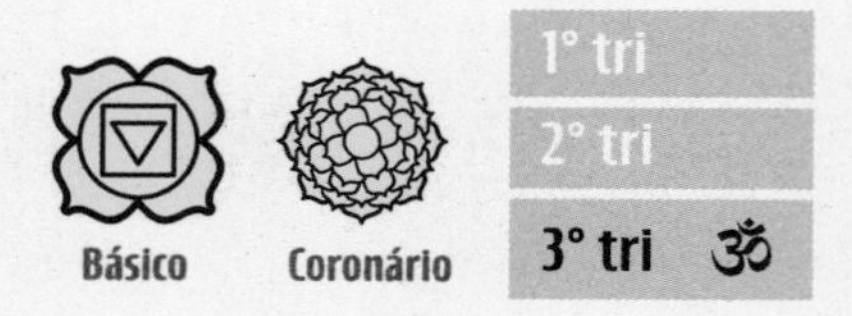


• **Benefícios**

Proporciona o fortalecimento das coxas, previne e alivia dores na coluna, trabalha a musculatura do assoalho pélvico. Com o movimento de "subir e descer", proporciona a abertura da bacia, facilitando a descida e o encaixe do bebê.

• **Você**

Fique em pé, com as pernas abertas em uma distância de cerca de um metro (se for mais confortável para você, os pés podem ficar abertos). Flexione seus cotovelos e, ao inspirar, aponte suas mãos para o alto. Flexione seus joelhos e, ao expirar, desça o seu tronco para a frente, ficando em postura de cócoras. Sinta como se você estivesse captando energia da terra. Volte à posição inicial, inspirando. Repita esse movimento de três a sete vezes. Você também pode trabalhar o seu períneo, contraindo-o quando estiver em cima e relaxando-o quando estiver embaixo.

• **Frase para mentalizar**

Eu me abro para meu bebê passar.

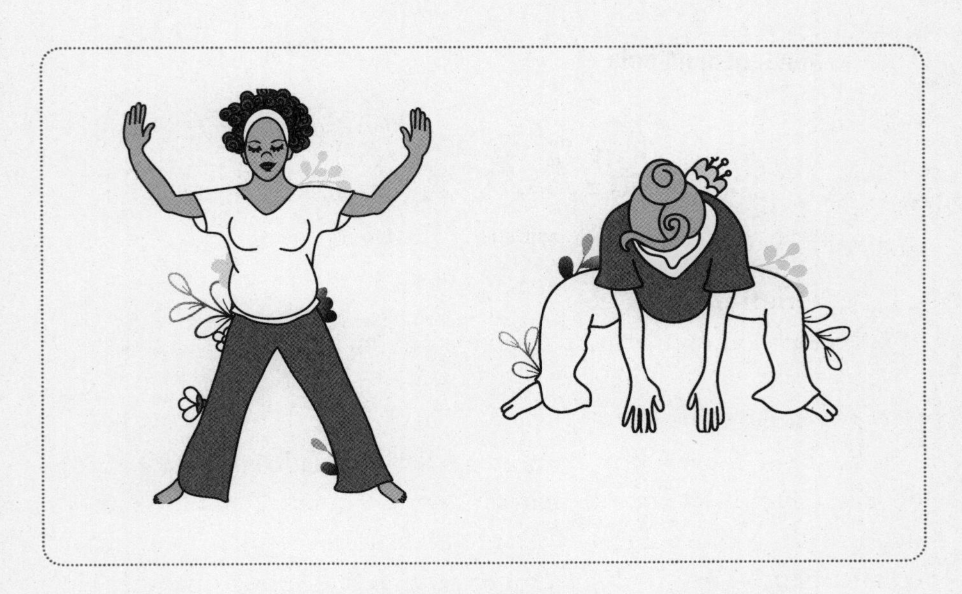

- **Com a participação do(a) companheiro(a)**

Posicionem-se frente a frente. O(a) companheiro(a) deve permanecer em pé para dar sustentação à mãe. Com isso, segure-se nas mãos dele(a) e faça o movimento de acocorar-se. Apesar de você não tocar as mãos no solo, sinta como se estivesse absorvendo a energia da terra.

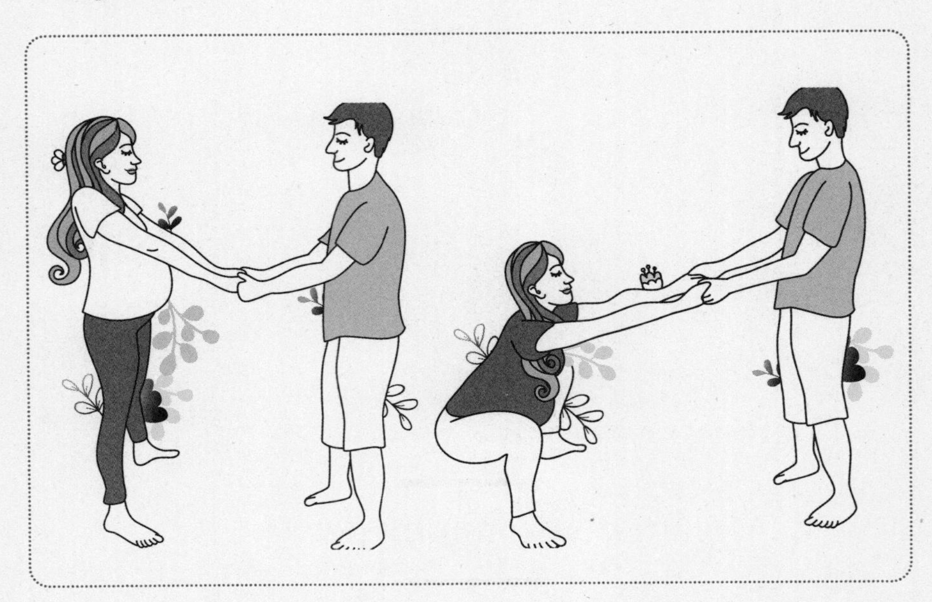

## ➢ Massagem na bola

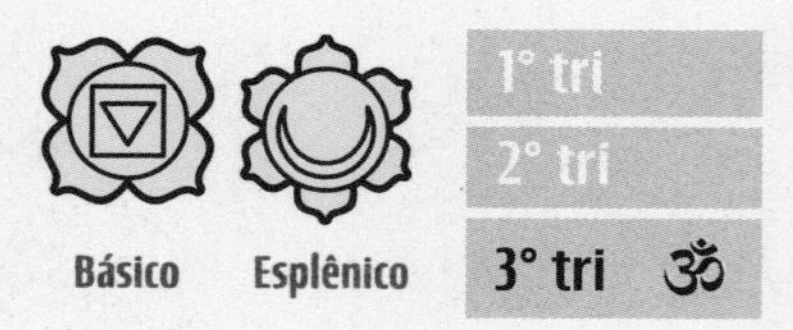


♦ **Benefícios**

Relaxa a musculatura da pelve e facilita o encaixe do bebê.

♦ **Você**

Sente-se sobre a bola com os pés bem apoiados no chão, e faça de três a sete movimentos rotatórios com o quadril para um lado e depois para o outro. Preste bastante atenção na respiração ao fazer o movimento. Você pode fazer a respiração "no tubo" (inspire pelo nariz e expire pela boca, imaginando que o ar sai por um tubo da boca até a vagina, para baixo, como se fosse para a terra).

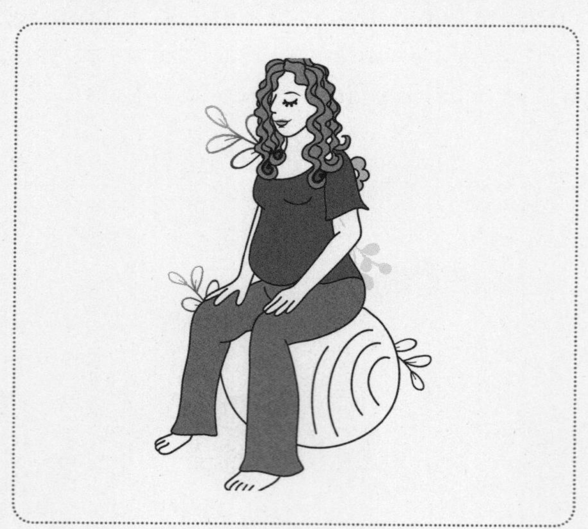

♦ **Frase para mentalizar**

Eu relaxo minha pelve.

**◆ Com a participação do(a) companheiro(a)**

Faça o mesmo movimento que você faria se estivesse sozinha. Porém, dessa vez seu/sua companheiro(a) deve ficar ajoelhado(a) atrás de você para massagear sua coluna, deslizando a palma da mão do centro da lombar para as laterais.

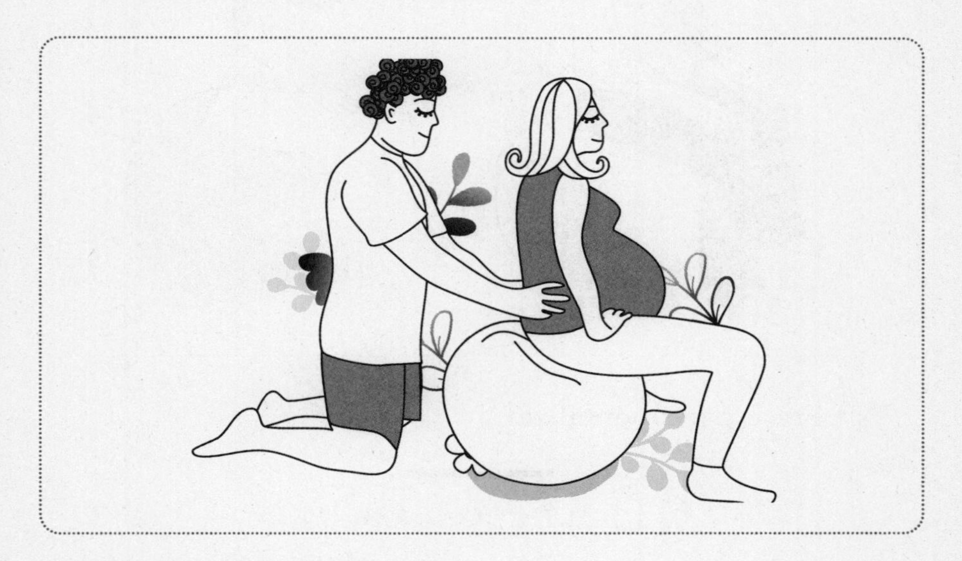

## ➢ Báscula do quadril

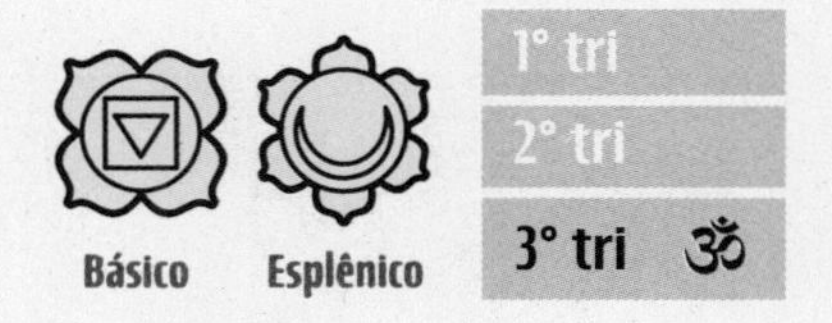


**◆ Benefícios**

Permite maior consciência do quadril, facilitando também o relaxamento da pelve.

**◆ Você**

Sente-se na bola e faça movimentos para a frente e para trás, encaixando e desencaixando o quadril. Inspire quando for à frente e expire quando for para trás. Aproveite também para trabalhar o períneo, contraindo-o na frente e relaxando-o quando estiver atrás.

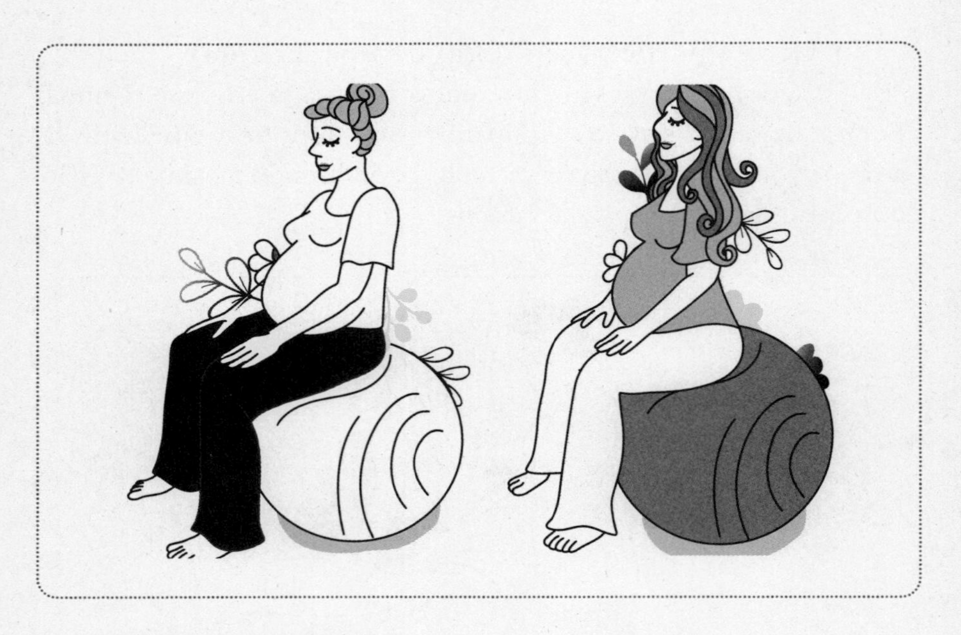

- **Frase para mentalizar**

O meu bebê se encaixa
perfeitamente na minha pelve.

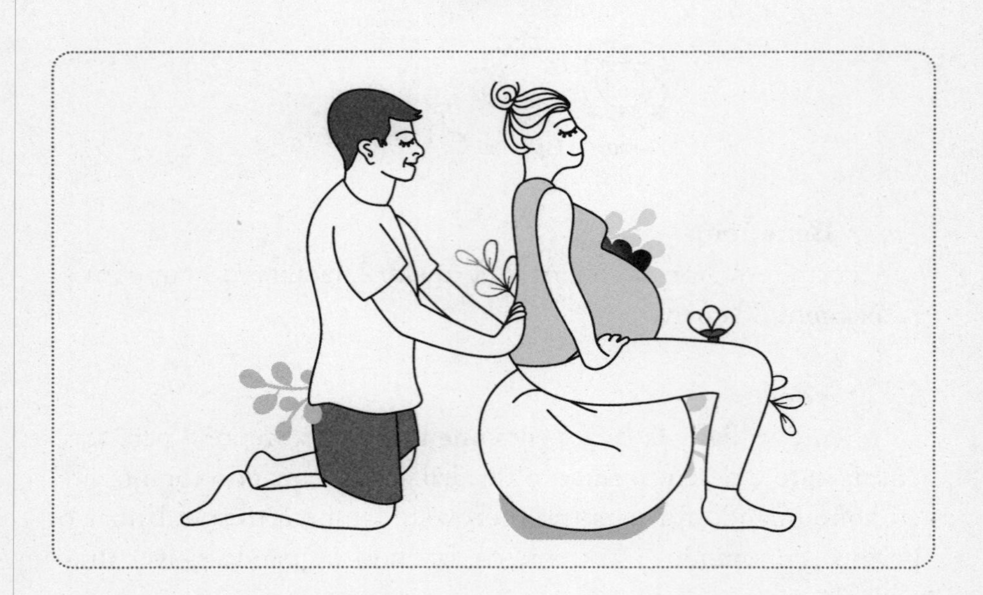

• **Com a participação do(a) companheiro(a)**

Faça o mesmo movimento que você faria se estivesse sozinha. No entanto, dessa vez seu/sua companheiro(a) deve ficar ajoelhado(a) atrás de você para fazer uma contrapressão com as mãos sobre a região lombar.

### ➤ Postura da borboleta (*Baddha Konasana*)

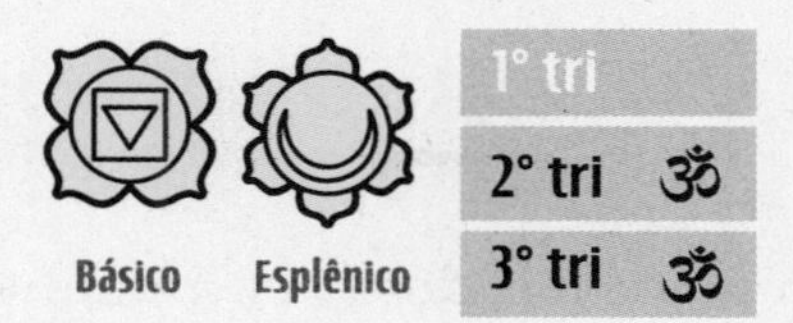


• **Benefícios**

Trabalha a abertura pélvica, as pernas, os joelhos e a virilha. Fortalece e alonga a musculatura interna da coxa.

• **Você**

Sentada, com a coluna alinhada, traga os calcanhares o mais próximo possível da virilha, unindo os pés. Apoie seus cotovelos ou as mãos sobre os joelhos. Faça, então, força com os seus joelhos para fechar e uma resistência com os cotovelos ou as mãos para abrir. Mantenha-se nessa postura por três a sete respirações naturais e, em seguida, relaxe os seus joelhos, abrindo-os em direção ao solo com a pressão dos cotovelos ou

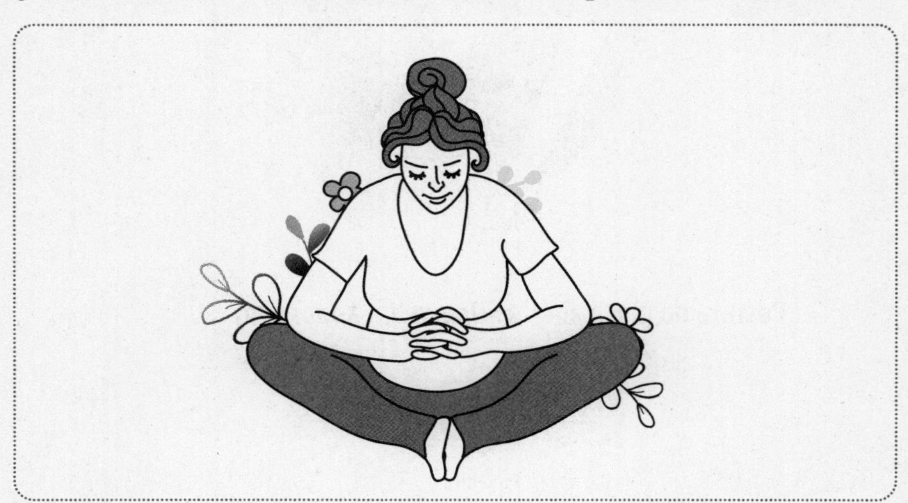

das mãos. Mantenha-se nessa abertura durante três a sete respirações. Repita essa postura três vezes e, ao final, relaxe as pernas, estendendo-as para a frente e balançando os pés de um lado para o outro.

- **Frase para mentalizar**

Eu abro minha pelve criando mais espaço para o meu bebê.

- **Com a participação do(a) companheiro(a)**

O movimento que você vai fazer com a ajuda do(a) seu/sua companheiro(a) é muito parecido com o que você realizaria sozinha. A diferença é que aqui você vai segurar os pés e a pressão sobre seus joelhos será feita pelo(a) seu/sua companheiro(a).

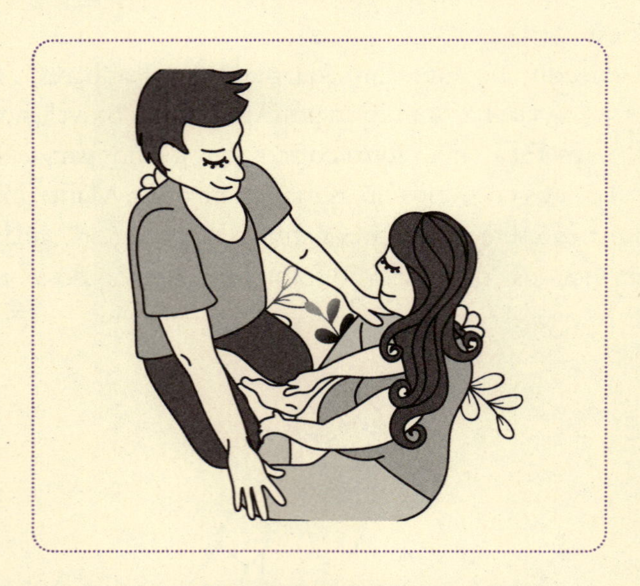

### ➢ Postura da pinça aberta (*Upavistha Konasana*)

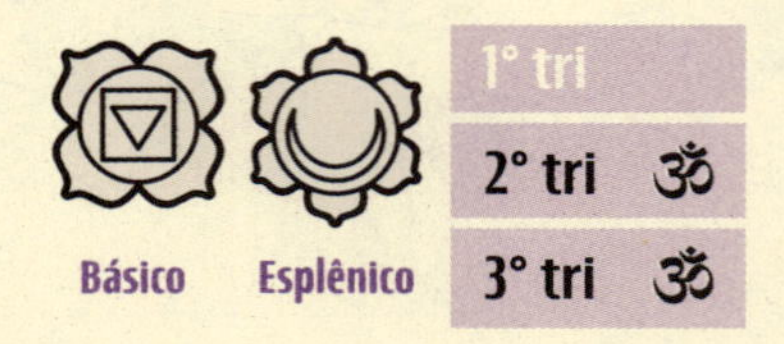

**• Benefícios**

Proporciona um bom alongamento da coluna vertebral e da musculatura posterior e interna das coxas e pernas, assim como colabora na abertura da bacia. Promove um excelente estímulo ao sistema nervoso.

**• Você**

Sentada, com as pernas afastadas até onde você conseguir, incline lentamente o seu corpo para a frente, flexionando a partir do quadril, mantendo a coluna alinhada (pense em levar o umbigo, e não a cabeça, ao solo) e apoiando suas mãos ou cotovelos no chão o máximo que puder. Fique nessa posição durante três a sete respirações naturais, mantendo sempre a coluna alinhada. Em seguida desfaça a postura juntando seus pés e pernas estendidas à frente.

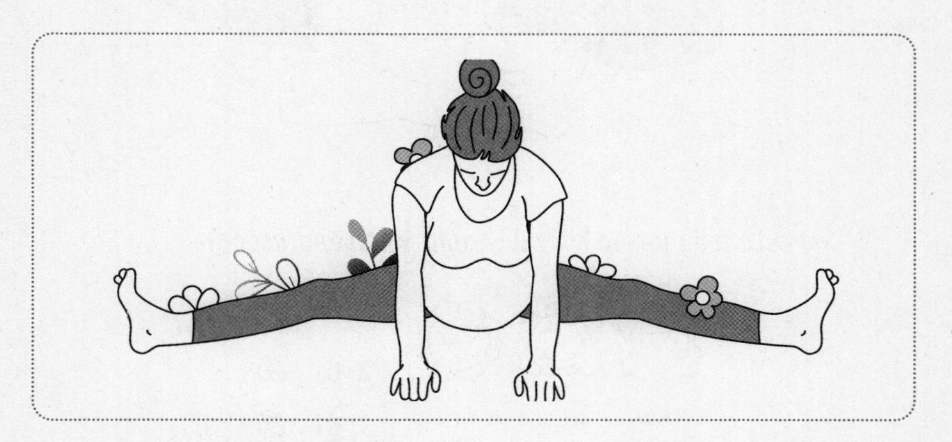

**• Frase para mentalizar**

Eu alongo minha coluna e crio mais espaço para o meu bebê se desenvolver.

**• Com a participação do(a) companheiro(a)**

Sentem-se frente a frente, afastando as pernas e esticando-as até que os pés se encostem. Em seguida o(a) companheiro(a) deve puxá-la pelas mãos, respeitando o seu limite, mantendo a coluna alinhada. Se necessário, o(a) companheiro(a) pode se sentar sobre uma almofada, porque normalmente ele(a) tem menos flexibilidade que você. Mantenham-se nessa posição por três a sete respirações. Agora é você quem puxa ele(a). Faça o movimento lentamente, conversando sobre o limite de cada um.

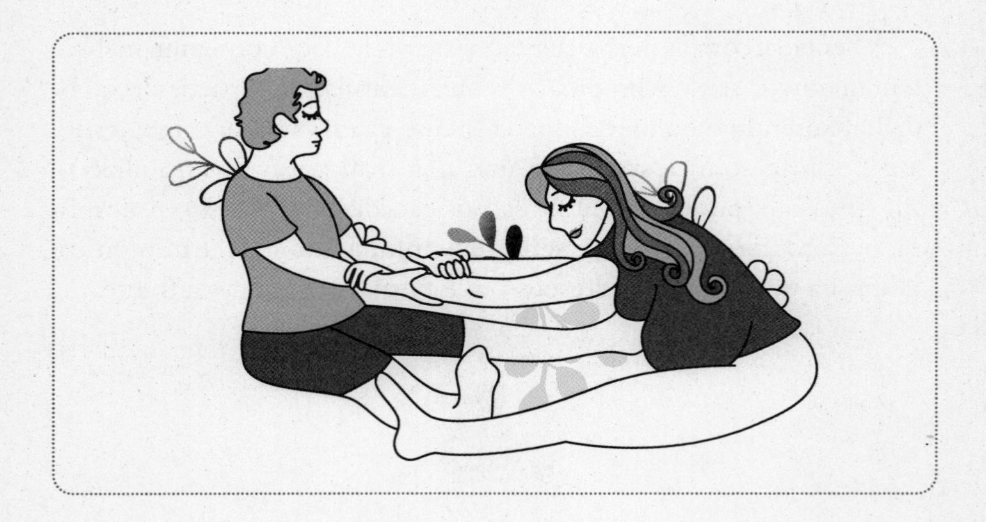

### ➢ Postura da torção lateral (*Ardha Matsyendrasana*)

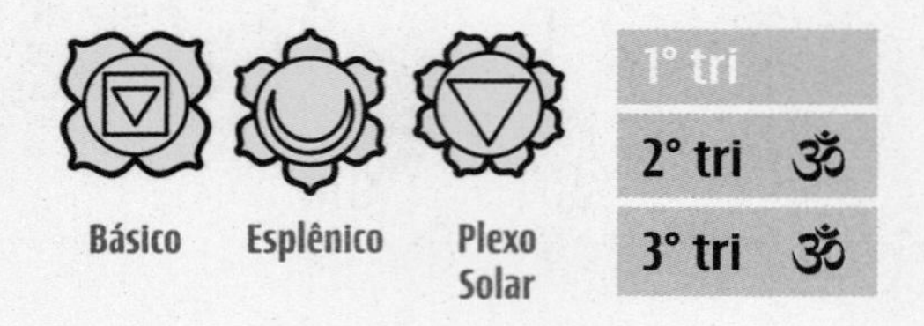


**♦ Benefícios**

Flexibiliza a coluna e a mente, alongando a coluna torácica. Melhora a circulação nos órgãos internos. Auxilia na abertura do tórax, corrigindo a postura e facilitando a respiração.

**♦ Você**

Sente-se com as pernas cruzadas, colocando o pé esquerdo sobre o joelho direito e a mão direita sobre o joelho esquerdo. Com a mão, empurre o joelho esquerdo para baixo. Levante seu braço esquerdo para o alto, rotacionando seu ombro para trás, e apoie sua mão no chão, próxima à base da coluna. Fixe o olhar para trás por cima do ombro. Mantenha-se nessa postura durante três a sete respirações naturais. Troque as pernas e repita o movimento para o outro lado.

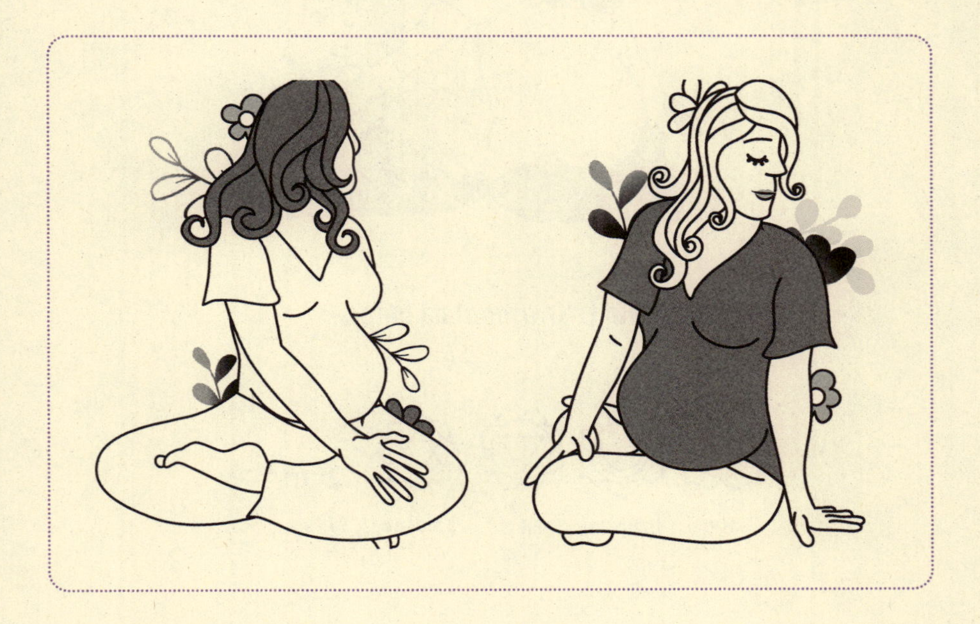

- **Frase para mentalizar**

## Eu sou flexível, adaptando-me à maternidade.

- **Com a participação do(a) companheiro(a)**

Sentem-se de costas um para o outro. Encostem coluna com coluna. Cada um deve colocar a mão direita sobre o seu joelho esquerdo e a mão esquerda sobre o joelho direito do outro. Mantenham o olhar para trás, por cima do seu ombro esquerdo, durante três a sete respirações naturais. Depois invertam o lado. Você sentirá o apoio do(a) seu/sua companheiro(a).

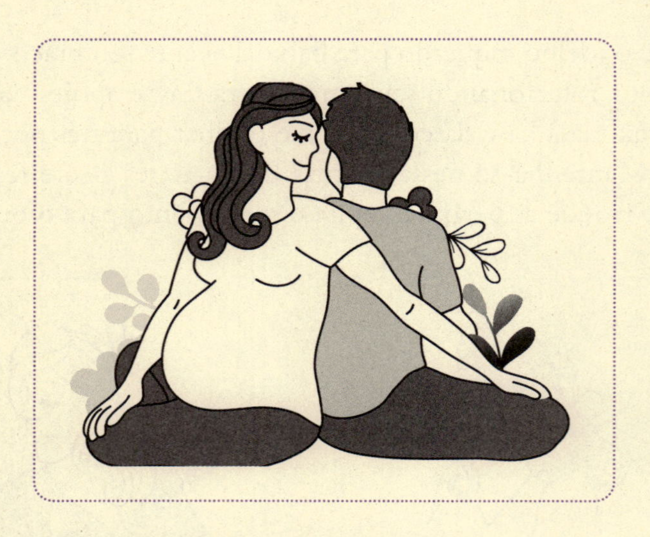

### ➢ Postura do camelo (*Ustrasana*) na bola

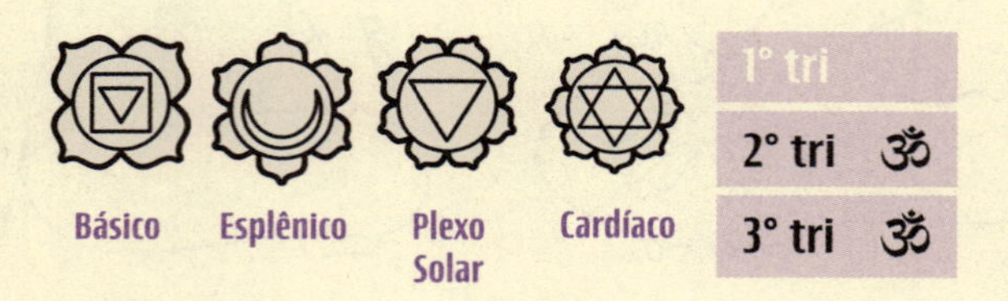


◆ **Benefícios**

Ativa a musculatura das costas, flexibilizando a coluna vertebral, além de massagear os rins e abrir o peito e, com isso, liberar os medos e ativar a confiança.

◆ **Você**

Sente-se sobre os seus calcanhares, mantendo suas pernas um pouco afastadas e a coluna apoiada na bola, que deve ficar encostada na parede. Flexione o tronco levemente para trás, elevando suas mãos até a parede. Permaneça nessa postura enquanto se sentir confortável ou por até trinta segundos, respirando livremente. Retorne, abrindo mais os seus joelhos e esticando o tronco à frente. Nesse movimento de retorno, você também pode esticar os braços ou colocar as mãos, os cotovelos e a testa apoiados no chão.

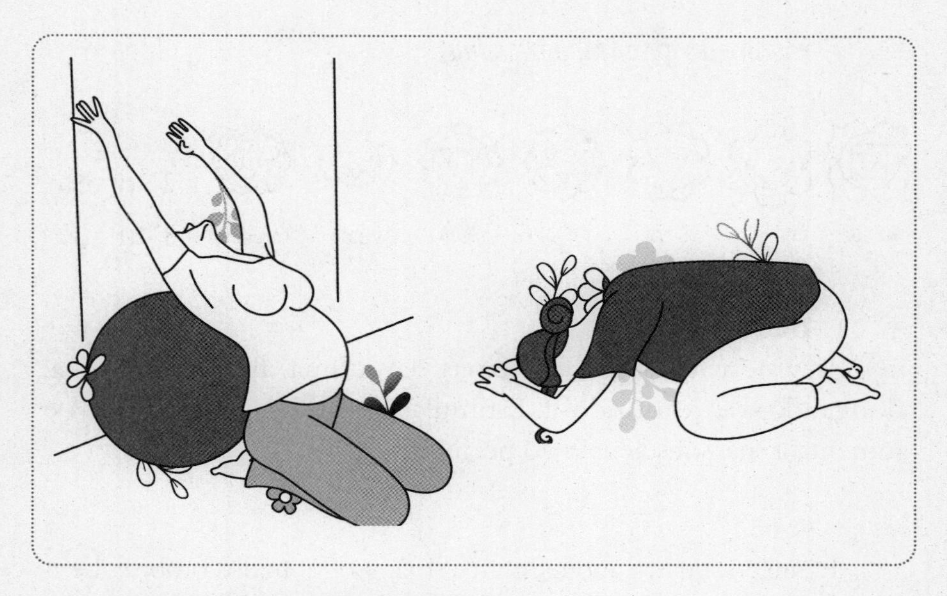

◆ **Frase para mentalizar**

Eu me liberto das minhas inseguranças e dos meus medos.

◆ **Com a participação do(a) companheiro(a)**

Sentem-se em lados opostos entre duas bolas e executem o movimento dessa postura conforme descrito em "Você". Cada um estende os braços e troncos para trás até que os(as) dois/duas encostem suas cabeças.

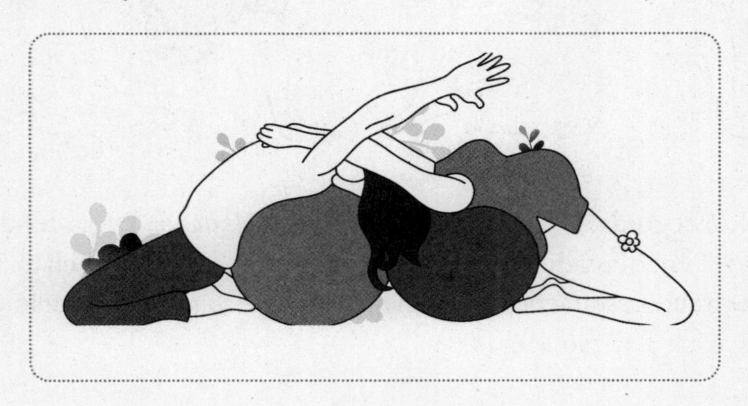

## ➢ Postura do gato (*Mayariasana*)

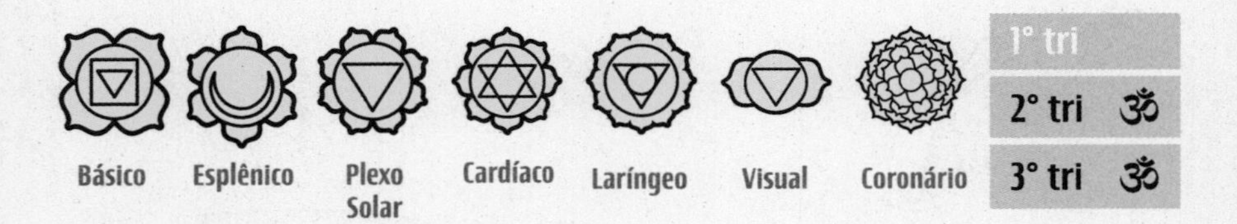


- **Benefícios**

Previne e corrige problemas da coluna, flexibilizando-a, alongando-a e relaxando-a. Estimula as glândulas suprarrenais e aumenta a sua consciência do períneo.

- **Você**

Fique em quatro apoios, com as mãos à frente dos ombros, bem abertas no chão, e os joelhos separados na largura do quadril. Mantenha o quadril um pouco atrás dos joelhos. Levante sua coluna olhando para baixo, como se fosse um gato arrepiado. Nesse movimento, inspire e contraia seu períneo. Em seguida, leve sua coluna para baixo e olhe para cima, soltando o ar e relaxando o seu períneo. Repita esse movimento sete vezes.. Fique atenta para não aumentar a lordose da lombar e observe o movimento em cada uma das vértebras.

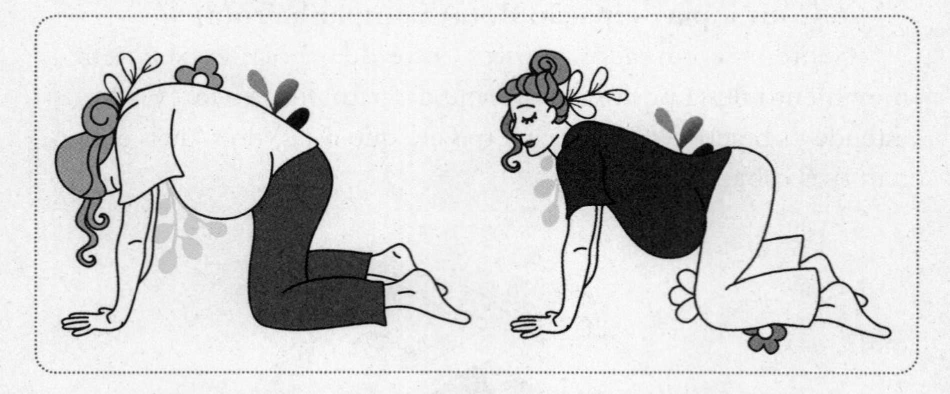

Em seguida, faça a postura da criança (*Balásana*), mantendo os joelhos bem afastados. Apoie sua testa, braços e mãos no chão. Faça de três a sete respirações e, ao final, desenrole sua coluna lentamente, até ficar na posição sentada.

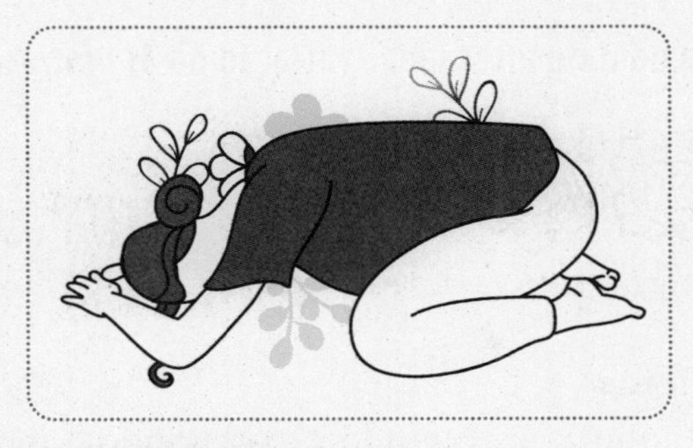

- **Frase para mentalizar**

Eu faço um balanço
para acalmar o meu bebê.

- **Com a participação do(a) companheiro(a)**

Posicionem-se frente a frente e façam os movimentos individuais da postura que você faria sozinha. O importante aqui é que os dois se encontrem no olhar para a frente, reforçando a cumplicidade nessa jornada.

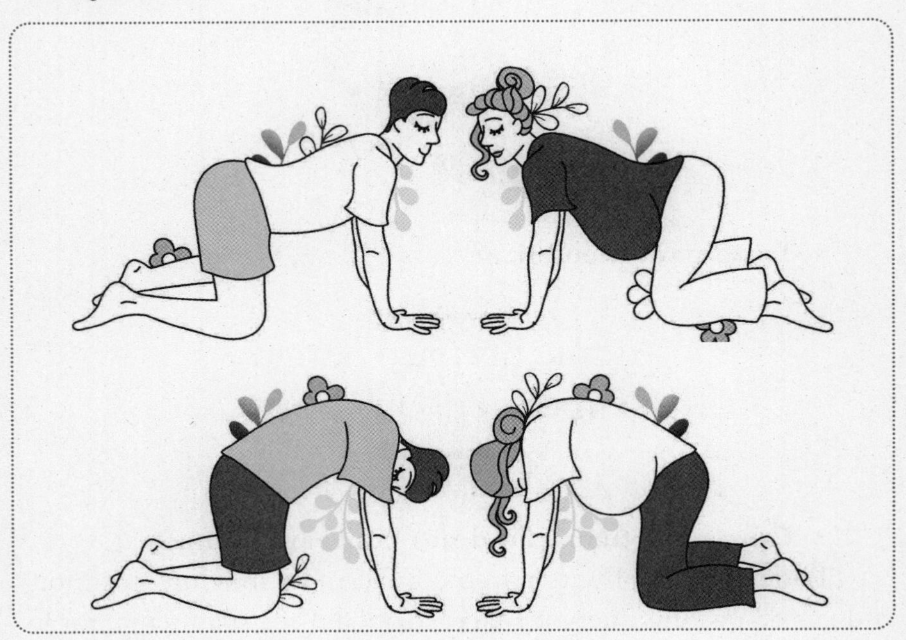

### ➢ Postura do gato alternado (variação da *Mayariasana*)

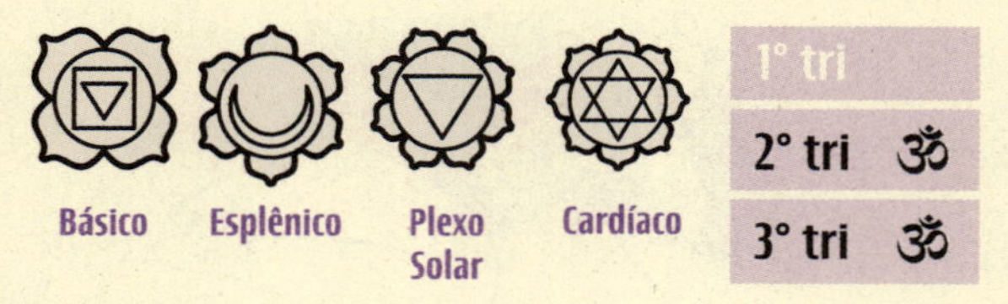


◆ **Benefícios**

Alonga a coluna, prevenindo e corrigindo a escoliose (desvio lateral da coluna).

◆ **Você**

Fique em quatro apoios, com as mãos abaixo dos ombros, bem abertas no chão, e os joelhos separados na largura do quadril. Até aqui os movimentos são iguais aos da postura básica do gato. Mas agora você deve levar sua mão esquerda para a frente e sua perna direita para trás, com o pé apontado para baixo. Mantenha-se nessa posição com o olhar fixo no chão durante três a sete respirações naturais. Depois troque o lado.

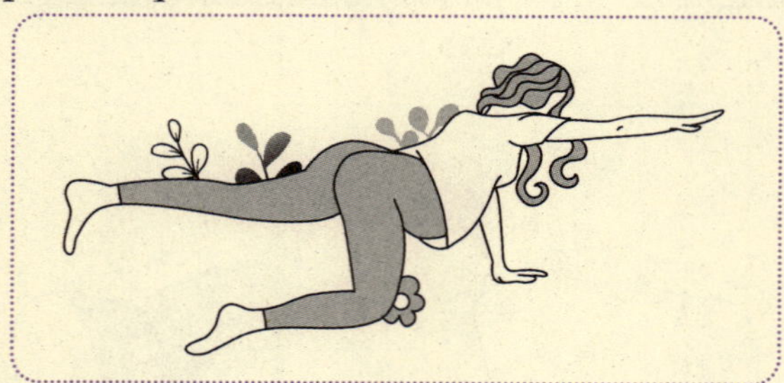

◆ **Frase para mentalizar**

Eu me preparo para o nascimento do meu bebê.

◆ **Com a participação do(a) companheiro(a)**

Posicionem-se frente a frente e façam os movimentos individuais da postura que você faria sozinha. Faça sua mentalização e sinta que seu/sua companheiro(a) te acompanha, reforçando a cumplicidade do casal.

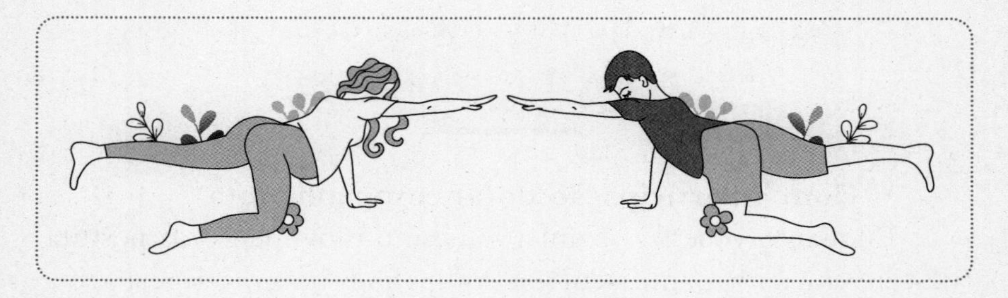

### ➢ Postura do gato rebolando (variação da *Mayariasana*)

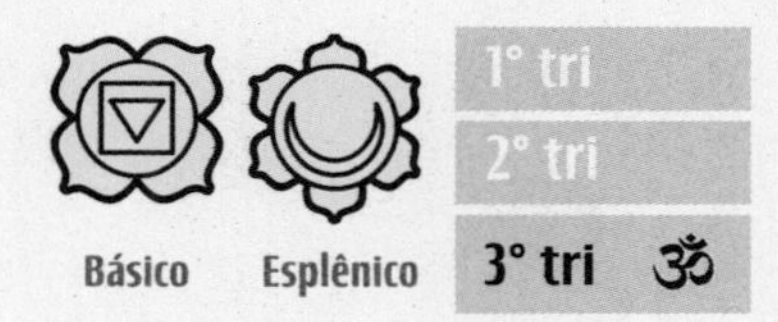


- **Benefícios**

Auxilia no encaixe do bebê e libera a pelve de tensões.

- **Você**

Fique em quatro apoios, com as mãos abaixo dos ombros, bem abertas no chão, e os joelhos afastados na largura do quadril. Até aqui os movimentos são iguais aos da postura básica do gato. Mas agora você deve fazer sete movimentos circulares bem abertos com o seu quadril para o lado esquerdo e depois para o lado direito. Faça respirações naturais.

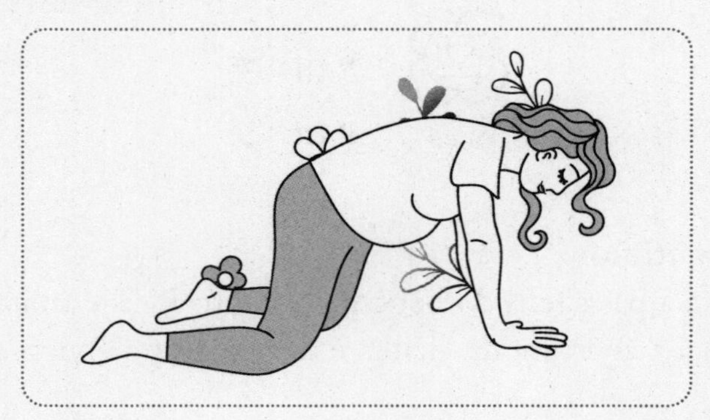

- **Frase para mentalizar**

Eu ajudo o meu bebê
a se encaixar na minha pelve.

- **Com a participação do(a) companheiro(a)**

Enquanto você faz sozinha o mesmo movimento da postura descrita anteriormente, seu/sua companheiro(a) massageia a sua região lombar, de baixo para cima, como se ele(a) estivesse abrindo um caminho.

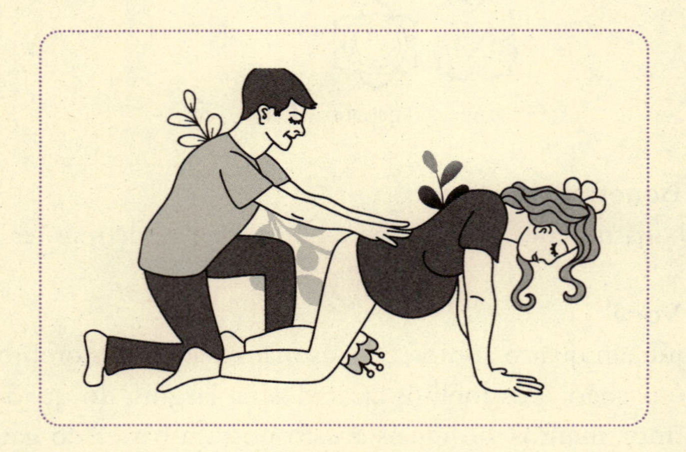

### ➢ Postura da meia guerreira (adaptação da *Virabhadrasana*)

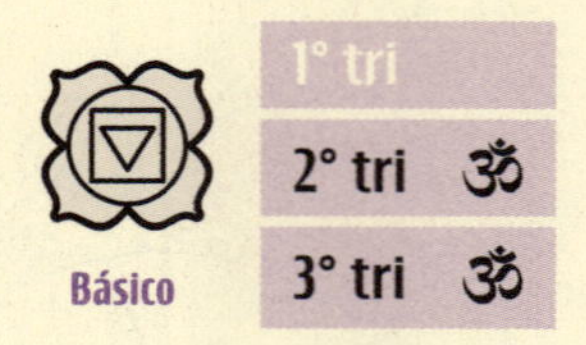


- **Benefícios**

Facilita a passagem do bebê pelo ponto mais estreito da bacia. Proporciona a abertura da virilha e do assoalho pélvico.

- **Você**

Inicialmente, ajoelhe-se e abra a perna direita para o lado, colocando sua mão direita sobre o joelho direito e a esquerda abaixo da cintura. Se necessário, coloque uma almofada embaixo do joelho esquerdo. Faça um movimento para o lado direito, deixando o joelho alinhado com tornozelo. Repita-o por sete respirações naturais. Volte com o quadril para a posição inicial. Faça então a mesma postura do outro lado.

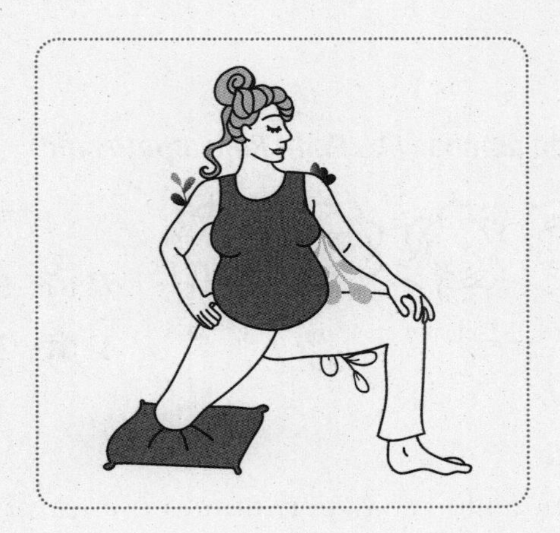

- **Frase para mentalizar**

Eu ajudo o meu bebê a passar pela parte mais estreita da minha bacia.

- **Com a participação do(a) companheiro(a)**

Posicionem-se frente a frente e façam os movimentos individuais da postura que você faria sozinha. Faça sua mentalização e sinta que seu/sua companheiro(a) a acompanha, reforçando a parceria do casal.

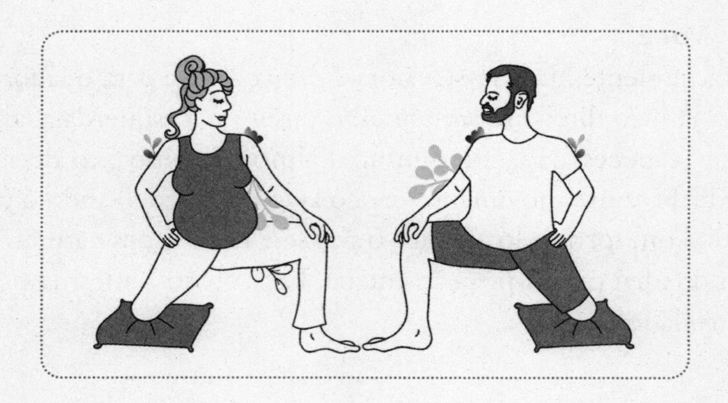

### ➢ Postura do pombo (*Eka Pada Rajakapotasana*)

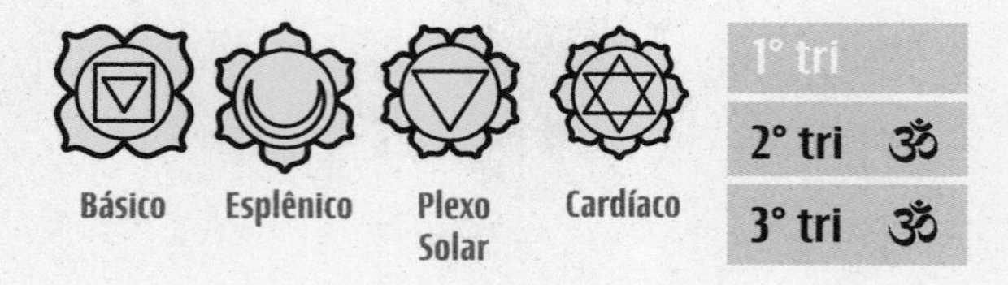


♦ **Benefícios**

Alonga o músculo psoas, permitindo o encaixe e a descida do bebê na pelve. Evita problemas estomacais e alivia a prisão de ventre. Na compensação, tem como benefício o alongamento do músculo piriforme e, consequentemente, o alívio da dor ciática, causada pela rigidez desse músculo.

♦ **Você**

Inicialmente, fique ajoelhada, e então traga o seu joelho esquerdo para a frente, inspirando, e estique o pé direito para trás, apoiando suas mãos à frente, com os braços e o tronco estendidos (figura a). Mantenha-se nessa postura por um minuto, respirando naturalmente. Se conseguir, segure seu pé direito com a mão direita (figura b). Cuide para que a sua pelve aponte para a frente. Para a compensação, apoie nos seus antebraços, alinhando os cotovelos com os ombros. Caso tenha segurado o seu pé direito, agora alongue a perna direita. Permaneça nessa posição durante um minuto, respirando naturalmente. Repita a postura e a compensação do outro lado (figura c).

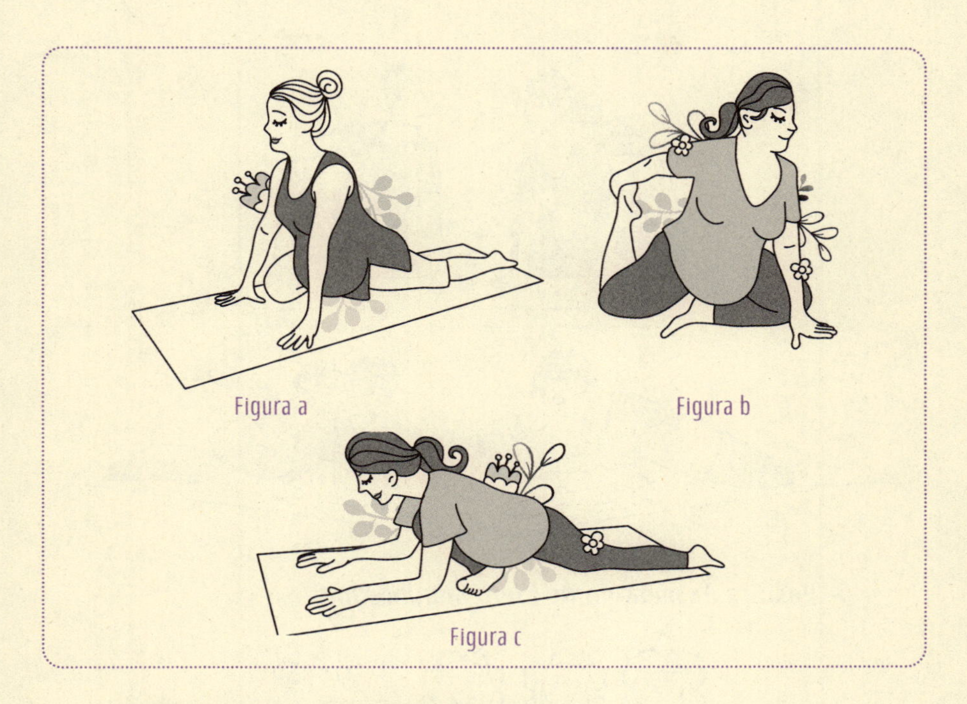
Figura a
Figura b
Figura c

- **Frase para mentalizar**

Eu me liberto dos problemas emocionais e deixo o meu bebê descer.

- **Com a participação do(a) companheiro(a)**

Posicionem-se frente a frente, mantendo a distância necessária para que possam se ver olho no olho, e façam os movimentos individuais da postura que você faria sozinha.

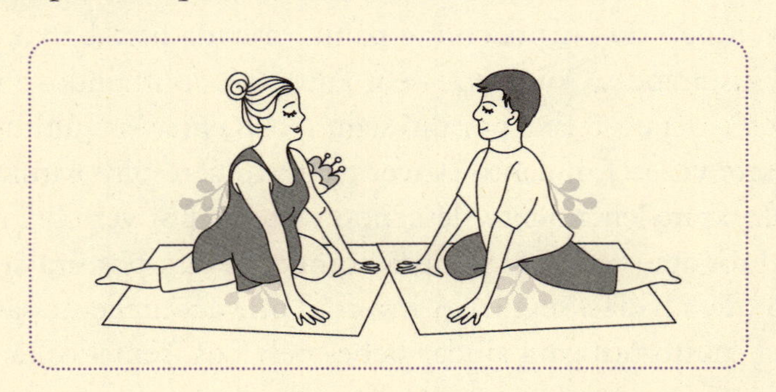

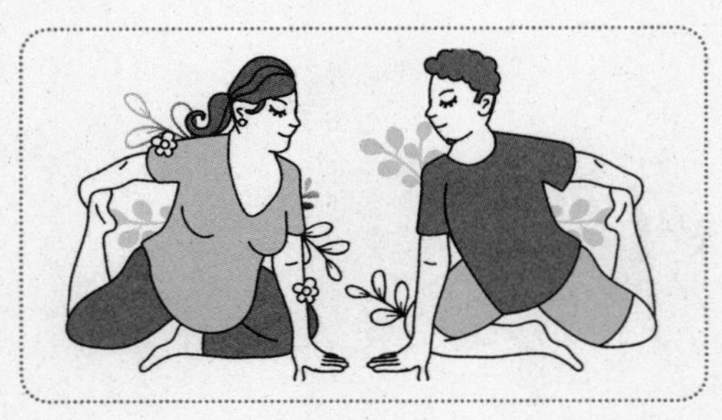

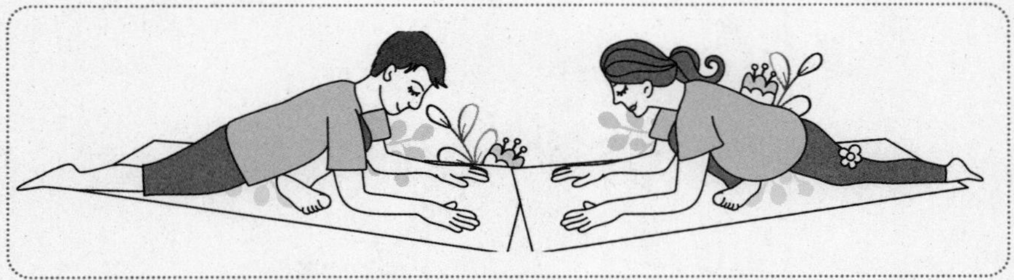

## ➢ Postura da meia-ponte (*Setu Bandhasana*)

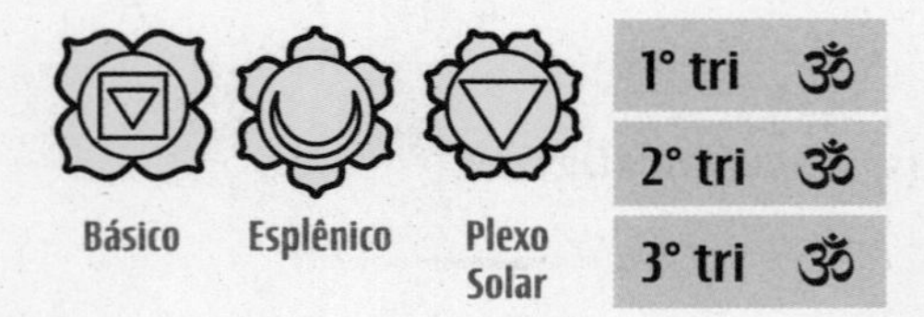


### • Benefícios

Fortalece a musculatura da coluna vertebral e dos glúteos, tornando-a mais preparada para suportar o crescimento do ventre. Alonga a parede abdominal e melhora a circulação sanguínea. Trabalha o períneo.

### • Você

Fique deitada com a barriga para cima, flexione os joelhos e deixe as pernas afastadas na largura do quadril. Deixe também as mãos ao longo do corpo, com a palma voltada para baixo. Eleve o quadril, inspirando. Concentre-se no períneo, contraindo-o por dois segundos, e depois relaxe por um segundo. Repita esse último movimento sete vezes. Enquanto estiver na postura, respire naturalmente. Ao final, expire lentamente, descendo vértebra por vértebra no chão, dos ombros até o cóccix. Sempre compense essa postura com a do ursinho (detalhada a seguir). A inversão que acontece nessa postura pode ser muito útil para ajudar bebês pélvicos (sentados) a virar.

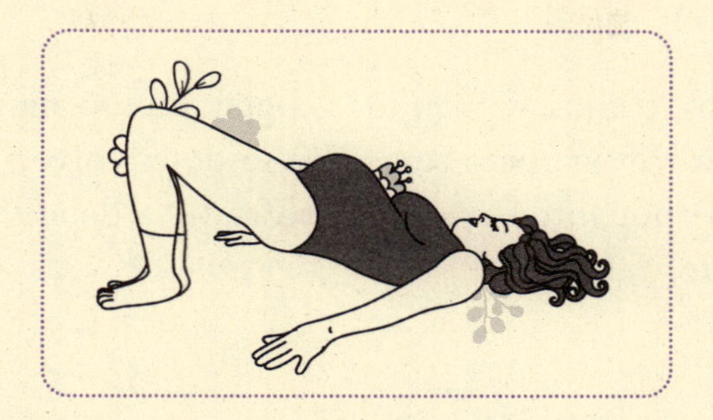

- **Frase para mentalizar**

> Eu fortaleço a minha pelve para meu bebê se desenvolver melhor.

- **Com a participação do(a) companheiro(a)**

Cada um faz, lado a lado, a postura descrita anteriormente.

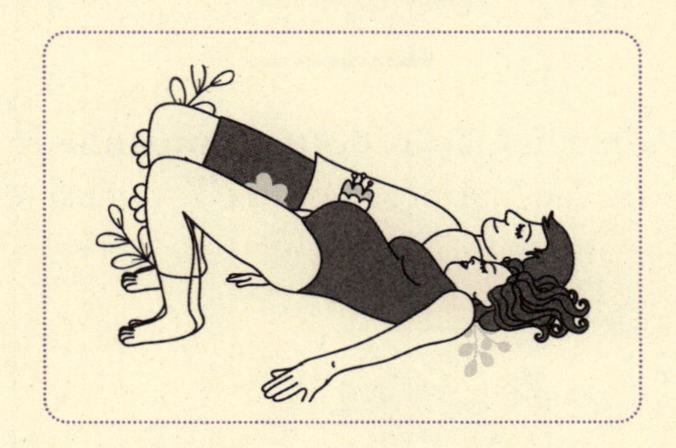

## ➤ Postura do ursinho (*Apanasana*)

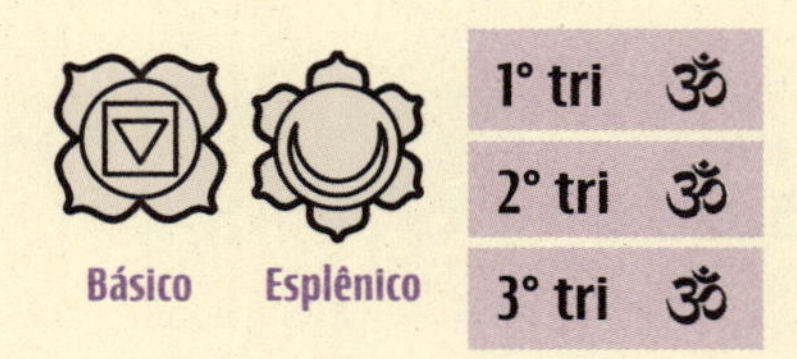


- **Benefícios**

Além de compensar a lombar, prevenindo e aliviando dores, ajuda a eliminar gases.

♦ **Você**

Abrace os joelhos, deixando-os ligeiramente afastados, criando espaço na sua barriga para seu bebê se desenvolver. Mantenha-se nessa posição enquanto se sentir confortável e depois volte a apoiar os pés no chão.

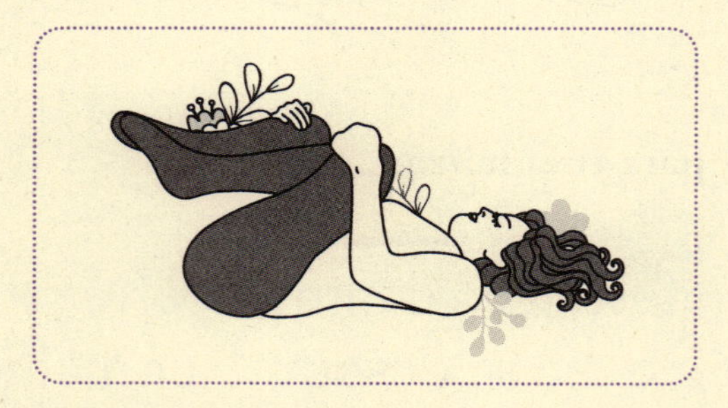

♦ **Frase para mentalizar**

Eu crio espaço para
meu bebê se desenvolver.

♦ **Com a participação do(a) companheiro(a)**

Cada um faz, lado a lado, a postura descrita anteriormente.

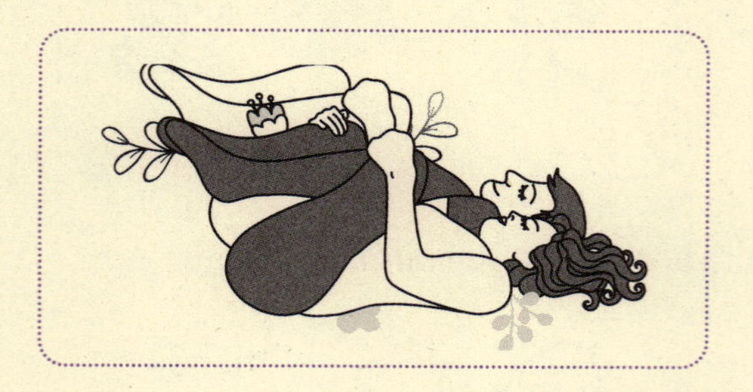

## ➢ Postura da baratinha

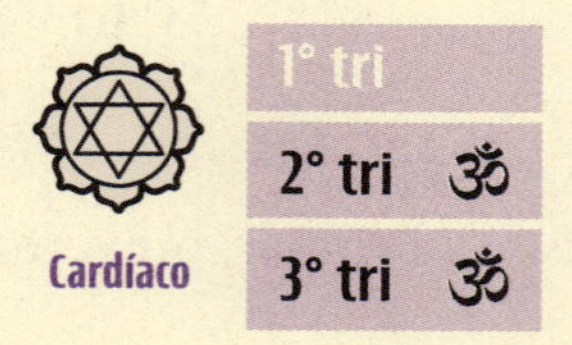


| 1° tri | |
| --- | --- |
| 2° tri | ॐ |
| 3° tri | ॐ |

♦ **Benefícios**

Proporciona um alívio de dores nas pernas e previne a ocorrência de varizes e inchaços por meio da ativação da circulação sanguínea.

♦ **Você**

Fique deitada, elevando mãos e pés ao alto, balançando-os rapidamente durante um minuto. Desfaça a postura, apoiando os pés no chão.

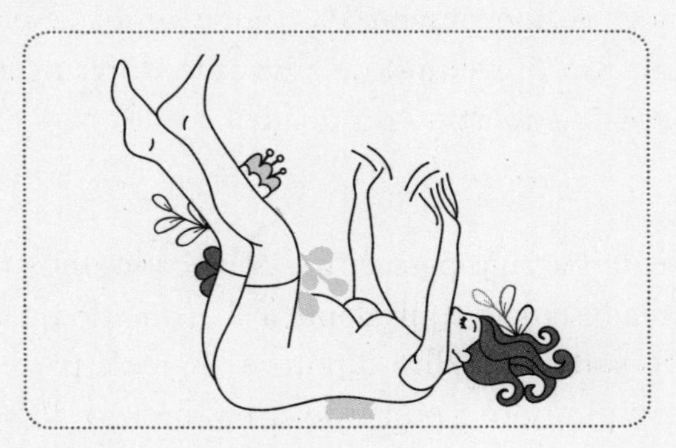

♦ **Frase para mentalizar**

Eu me movimento e levo mais oxigênio para o meu bebê.

♦ **Com a participação do(a) companheiro(a)**

Cada um faz, lado a lado, a postura descrita anteriormente.

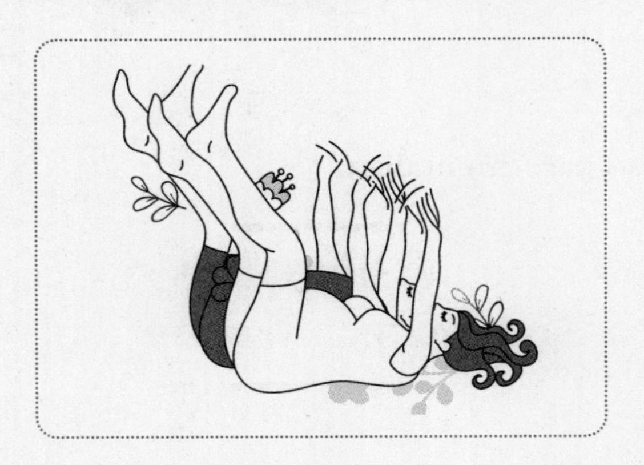

## ➢ Postura buraco da agulha (*Sucirandhrasana*)

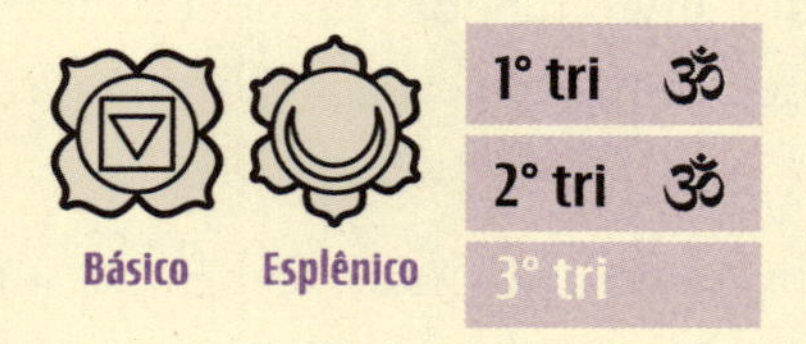


### ♦ Benefícios

Proporciona o alongamento da coluna lombar, especialmente do músculo piriforme, prevenindo e aliviando dores no nervo ciático. Promove também a abertura do quadril.

### ♦ Você

Deite-se de barriga para cima, com os joelhos flexionados e mantidos a uma distância equivalente à abertura do quadril. Coloque o pé esquerdo sobre o joelho direito e abrace a parte posterior da coxa direita, inspirando e puxando-a na direção do seu abdômen. Mantenha a respiração livre pelo tempo que você se sentir confortável. Expire, recolocando os pés no chão. Repita o movimento completo do outro lado.

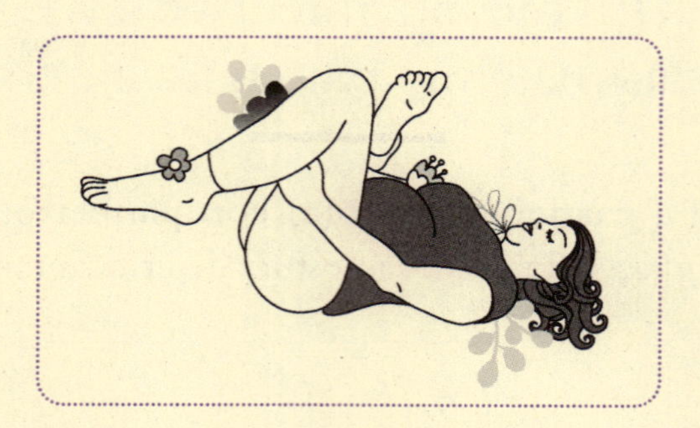

### ♦ Frase para mentalizar

Eu me sinto mais leve
para o nascimento do meu bebê.

• **Com a participação do(a) companheiro(a)**

Seu/sua companheiro(a) deve ficar à sua frente e você deve fazer a postura descrita anteriormente. Porém, apoie seu pé direito na coxa dele(a), e assim ele(a) ajuda você a aproximar sua coxa direita da sua barriga (dando apoio com a mão sobre o seu pé esquerdo). Se for possível, abra mais o joelho esquerdo, puxando-o suavemente para trás. Repita o mesmo movimento com a outra perna.

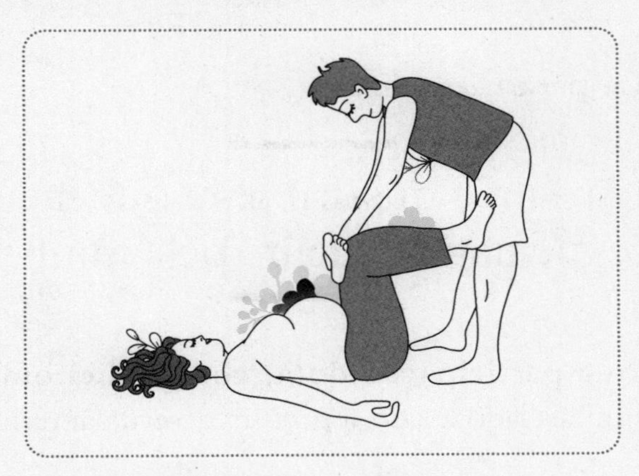

## ➢ Massagem da lombar com a bola pequena

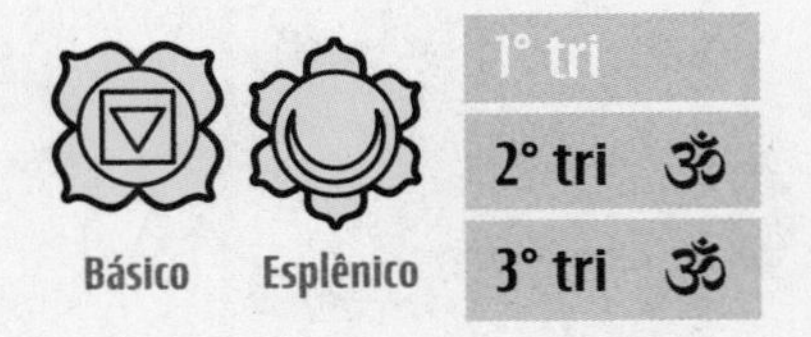


• **Benefícios**

Alivia dores na coluna lombar e relaxa o quadril.

• **Você**

Deite-se com a barriga voltada para cima, eleve o quadril e coloque uma bola pequena (dezessete centímetros de diâmetro) na região lombar. Apoie as mãos ao lado do corpo e massageie essa região sobre a bola durante o tempo que se sentir confortável.

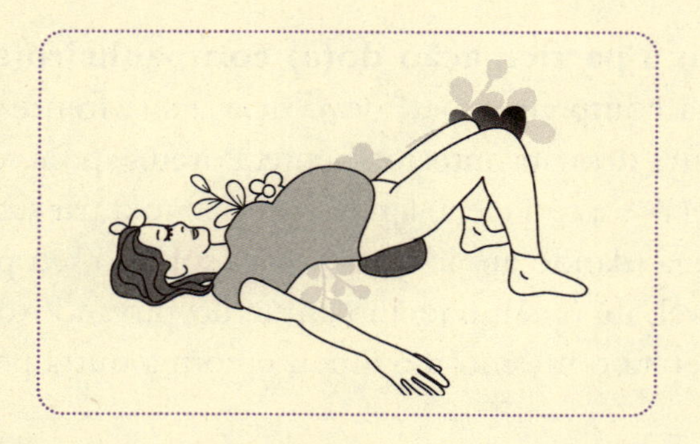

- **Frase para mentalizar**

## Eu libero meu quadril para que meu bebê escorregue naturalmente pela minha pelve.

- **Com a participação do(a) companheiro(a)**

Cada um faz, lado a lado, a postura descrita anteriormente.

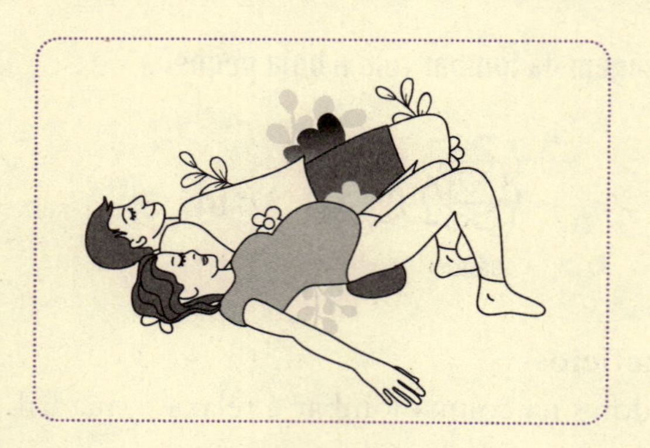

### ➢ Pinça, borboleta e pernas levantadas na parede (*Upavistha Konasana, Baddha Konasana e Viparita Karani*)

◆ **Benefícios**

Postura calmante, que alivia a fadiga e previne o aparecimento de varizes. Diminui os inchaços, melhorando a circulação. Proporciona também um alongamento da parte interna das coxas e abertura do quadril.

◆ **Você**

Essa prática é formada por três posturas. No início, sente-se lateralmente, com o quadril apoiado na parede. Depois, deite-se, estendendo as pernas até tocar a parede com os pés. Em seguida, afaste suas pernas o máximo que puder, mantendo o apoio dos calcanhares na parede. Respire naturalmente, permanecendo na postura durante trinta segundos. Depois, faça a postura da borboleta, unindo seus pés e abrindo os joelhos em direção à parede. Permaneça nessa postura durante trinta segundos. Por fim, estique seus pés para o alto, sempre apoiados na parede, e permaneça por mais trinta segundos, respirando suave e profundamente. Mantenha os braços ao longo do corpo durante todas as posturas desse exercício. Você pode também colocar as mãos sobre o ventre, conectando-se diretamente com o seu bebê. Após terminar a última postura, saia de lado.

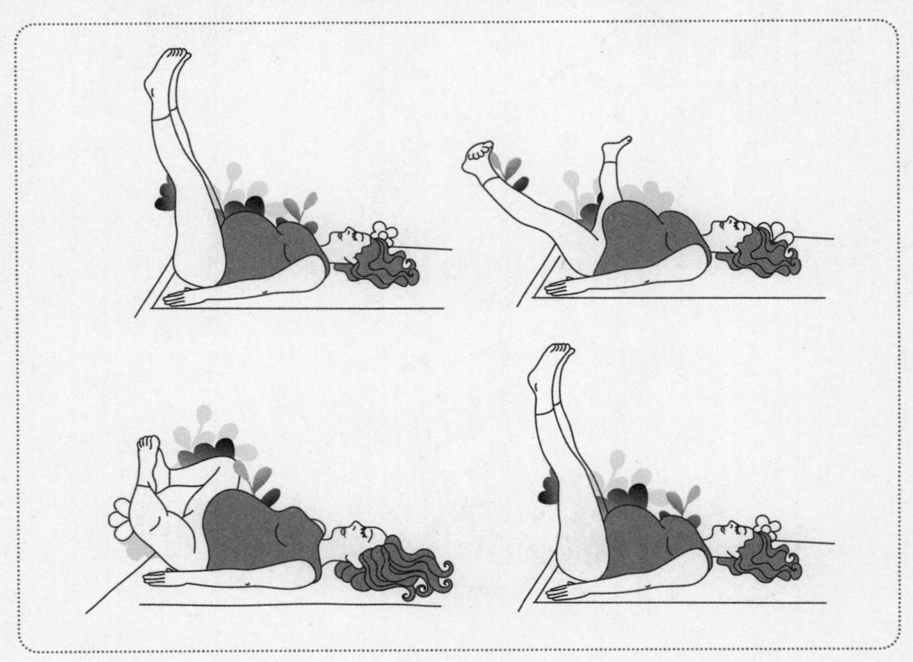

- **Frase para mentalizar**

Eu libero o medo e a inibição, abrindo-me para a energia criadora do universo.

- **Com a participação do(a) companheiro(a)**

Primeiramente, faça a mesma postura descrita anteriormente. Seu/sua companheiro(a) deve se ajoelhar atrás da sua cabeça e colocar as mãos sobre os seus ombros, pressionando-os contra o chão enquanto você faz a pinça e a borboleta na parede. Em seguida, se afaste da parede, tirando suas pernas. Então, seu/sua companheiro(a) deve ficar à sua frente, como se fosse a própria parede. Por fim, estenda suas pernas para o alto para que ele(a) faça massagem nos seus pés.

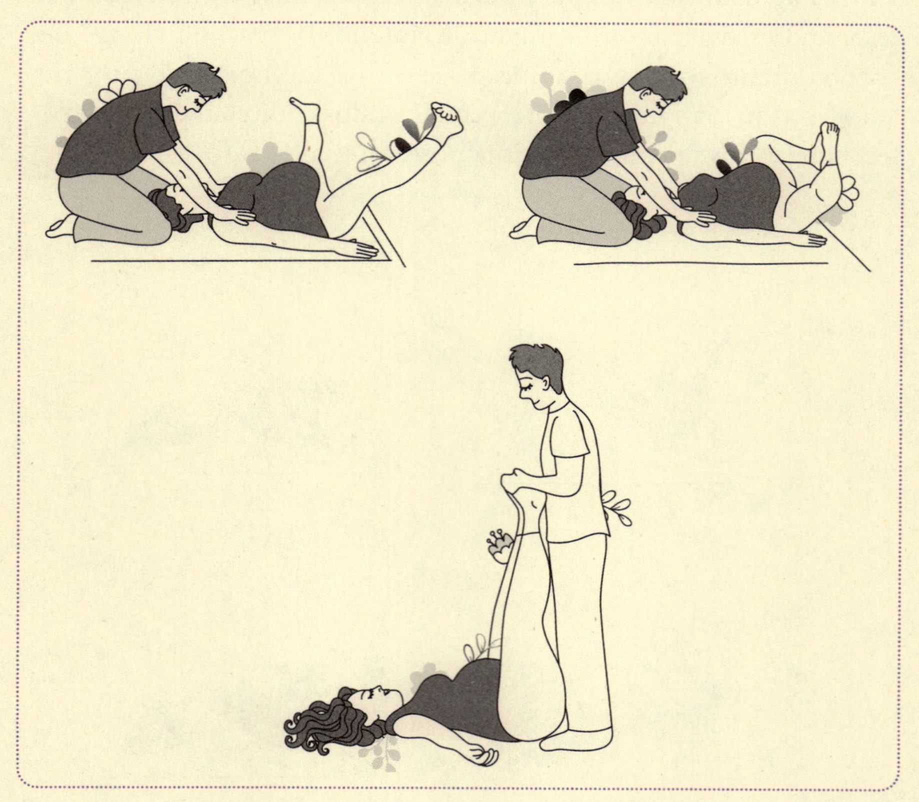

## *Relaxamento (Shavasana) e meditação*

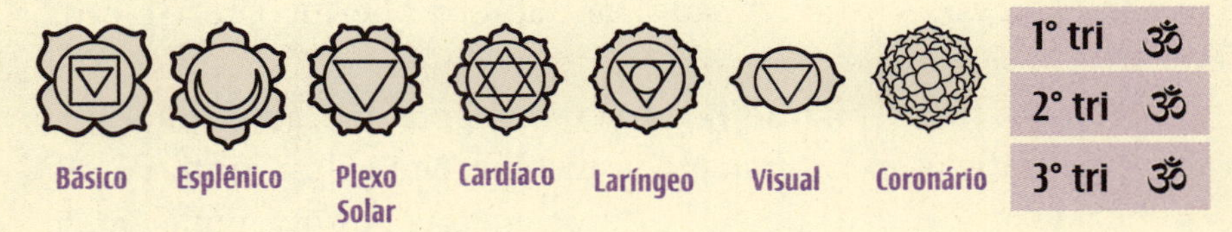


- **Benefícios**

Postura relaxante que acalma o sistema nervoso. Alivia a fadiga e a ansiedade, proporcionando também uma maior conexão com o seu bebê.

- **Você**

Diminua a luz do seu ambiente e procure uma posição confortável, deitando-se de barriga para cima. Caso sinta algum incômodo na região lombar, ou se você já estiver no terceiro trimestre de gestação, deite-se de lado, de preferência sobre o lado esquerdo. Você pode utilizar almofadas ou travesseiros para se acomodar melhor.

Solte seu corpo, percebendo cada parte dele e relaxando. Solte seus pés, relaxe bem suas pernas. Solte então seu quadril, relaxando toda a sua coluna, vértebra por vértebra. Agora relaxe os ombros, os braços e as mãos, de preferência deixando as palmas das mãos voltadas para cima, adotando uma postura de entrega. Solte então a musculatura do seu rosto. O maxilar. Relaxe bem a língua. Solte todo o seu corpo. Deixe-o bem relaxado.

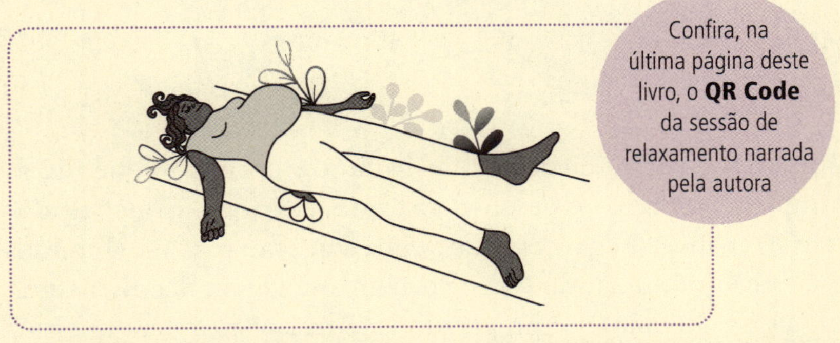

Confira, na última página deste livro, o **QR Code** da sessão de relaxamento narrada pela autora

Procure, nesse momento de relaxamento, concentrar-se no seu períneo. Se estiver até o sexto mês de gestação, contraia o seu períneo durante dois segundos e relaxe um. Se estiver a partir do sétimo mês, contraia durante um segundo e relaxe durante dois. Repita esse movimento várias vezes. A cada contração do períneo, relaxe cada vez mais o seu corpo.

Perceba sua respiração no abdômen. Sinta que, ao inspirar, seu abdômen infla e, ao expirar, ele se recolhe. Mentalize junto com a entrada do ar, a entrada de muito amor, energia positiva, muita saúde para você e para o seu bebê. Ao soltar o ar, deixe que medos, tensões e preocupações saiam do seu corpo. Solte e libere.

Aproveite também esse momento para entrar em contato com o seu bebê. Este é o momento de vocês dois. Massageie sua barriga, passando seus sentimentos para ele. Se estiver até o sexto mês de gravidez, procure imaginar todo o seu útero envolto em uma luz dourada. Imagine o seu bebê recebendo, através da placenta e do cordão umbilical, todos os nutrientes necessários para a sua completa formação e um desenvolvimento perfeito. Se estiver a partir do sétimo mês de gestação, diga ao seu bebê que é muito importante que ele fique na posição com a cabeça para baixo. Explique para ele que essa posição vai facilitar o seu nascimento, a sua chegada ao mundo. Ele vai passar por um canal mais apertado. Isso é muito importante para sua chegada a este mundo, sentindo-se massageado.

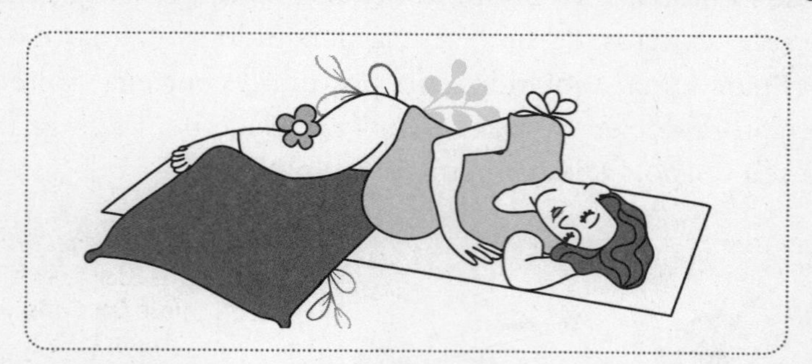

Também diga ao seu bebê que é muito importante que, até a sua completa formação e desenvolvimento, ele fique aconchegado ao útero da mamãe. Diga a ele que venha somente para este mundo quando estiver pronto, todo formado, nem antes, nem depois. Assim, quando estiver totalmente preparado, ele dará o sinal para que, ao chegar aqui, possa ficar pertinho da mamãe e do papai.

Procure imaginar ao redor de todo o seu corpo e do seu bebê um ovo de tom azul recebendo toda a proteção, a paz e o relaxamento que essa cor nos transmite. E sempre que sentir necessidade, perceba-se envolvida nesse ovo azul, recebendo toda sua proteção.

Lentamente comece a retornar ao aqui e agora. Sinta novamente cada parte do seu corpo, movimentando seus pés, suas mãos, seu pescoço. Alongue-se, espreguiçando-se bem e sempre virando de lado para poder sentar. Em seguida, você pode, sentada na posição fácil, fazer meditação.

- **Frase para mentalizar**

Eu me entrego à maternidade.

- **Com a participação do(a) companheiro(a)**

O companheiro pode ficar ao seu lado, em "posição de conchinha".

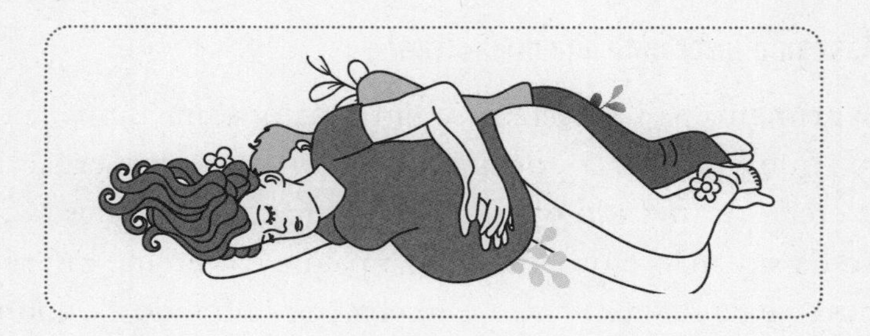

➢ **Meditação**

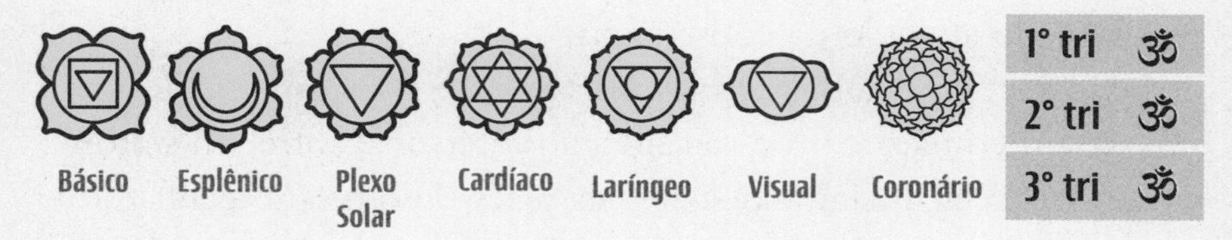


A meditação é uma prática destinada a aquietar a turbulência exterior e interior causada pela nossa vida agitada. Para você, parturiente, é a oportunidade para criar harmonia com o seu bebê. Essa prática oferece calma, compreensão, liberdade e tranquilidade. Por meio da meditação conseguimos nos manter no aqui e agora. Os seus pensamentos vêm, mas você não se fixa neles, deixando-os passar. Desse modo, você vive o momento presente, não importando mais o passado ou o futuro. Isso lhe traz confiança, calma e tranquilidade interior. O trabalho de parto também funciona dessa forma. Você vive cada contração, sem pensar na próxima. Apenas essa contração importa, é só dela que você precisa dar conta. E ela passa, vindo em seguida o relaxamento que você deve viver intensamente. Nada mais importa. E assim, vem a próxima contração para você mergulhar naquela onda novamente, naquele momento presente, e seguir vivendo o trabalho de parto.

J. Krishnamurti disse que "a meditação é a brisa que entra quando você deixa a janela aberta". Trata-se, portanto, de um exercício de concentração, no qual você deve focar exclusivamente na respiração, no seu bebê ou mesmo em uma simples vela, sem deixar que sua mente desvie para o mundo exterior. Com isso, você relaxa, entra em um estado de paz profunda e recarrega seu corpo de energias positivas.

### Mas como fazer uma boa meditação?

O primeiro passo é sentar-se em uma postura alinhada e confortável, que pode ser a postura fácil, com as pernas cruzadas e a coluna ereta, permitindo o fluxo de energia pelos chacras. Coloque o dorso da sua mão esquerda sobre a palma da direita. Em seguida, concentre-se na sua respiração. Perceba o ar entrando e saindo pelas suas narinas. A respiração deve ser confortável, rítmica e regular. Por meio dela você entra na partolândia – que é o planeta do parto –, nesse estado alterado de consciência.

Deixe, então, seus pensamentos passarem totalmente. Mantenha-se em contato com o seu silêncio interior e entre em sintonia com o seu bebê. Imagine que ele está recebendo pela placenta todos os nutrientes para sua completa formação. Visualize o seu corpinho perfeito. Imagine seus braços, pernas e dedinhos das mãos e dos pés perfeitamente formados no seu útero. Observe que ele se movimenta dentro do líquido amniótico e dá cambalhotas. Sinta os sons que ele escuta, como a batida do seu coração e os ruídos do seu sistema digestório, funcionando em total harmonia. No terceiro trimestre,

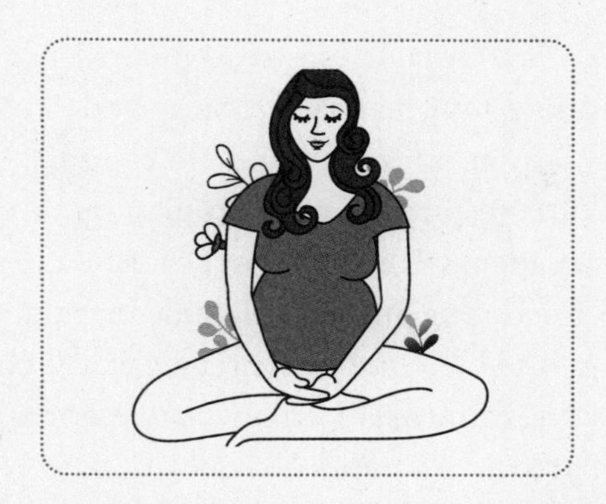

mentalize seu bebê se posicionando com a cabecinha para baixo e sua coluna voltada para o seu lado esquerdo. Visualize todo o corpinho do seu filho envolto por uma luz dourada. Imagine, por fim, o seu bebê vindo ao mundo de modo perfeito e saudável.

Procure meditar sempre que puder, pelo menos durante cinco minutos. Aumente esse tempo gradativamente, conforme se sentir confortável. Tenha sempre em mente que a palavra-chave para iniciar a meditação é a respiração, e que essa prática é a melhor forma de você se conectar com seu bebê, preparando-o para um parto feliz.

### *Respirações* (Pranayamas)

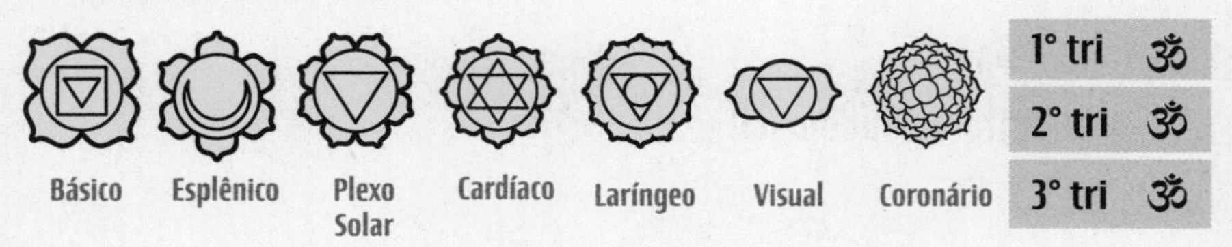


Apresentaremos neste tópico uma reeducação respiratória. Se observarmos um bebê respirando, perceberemos que ele respira no abdômen. Quando o ar entra, o abdômen se expande, e quando o ar sai, aquele se retrai. Ao longo da vida, por conta do agito e das tensões do dia a dia, acabamos respirando erradamente. A pressa faz com que, sem perceber, comecemos a reduzir o tempo de respiração. Esta acaba se tornando mais superficial, concentrando-se na parte mais alta do nosso tórax. Dessa forma, acabamos utilizando apenas 10% da nossa capacidade respiratória. Esse tempo acelerado causa também ansiedade.

A prática dos *pranayamas* (das respirações) proporciona uma reeducação, fazendo com que nos lembremos de como era respirar corretamente, assim como fazem os bebês. Ou seja, usando o nosso principal músculo da respiração, que é o diafragma, e, com isso, utilizando 90% (e não apenas 10%) da nossa capacidade respiratória. Os benefícios serão imediatos: maior oxigenação para nós – e consequentemente para o bebê –, melhor circulação, calma e paz interior.

A reeducação respiratória também pode contribuir de forma direta para um parto mais tranquilo. Isso ocorre porque durante as contrações, a gestante conseguirá se concentrar na respiração, soltando mais o ar e deixando sair a dor, as tensões, os medos e as preocupações. Através da respiração, você pode conseguir sair do círculo vicioso de medo-tensão-dor. A parturiente pode até, nesse momento, emitir um som, levando a um relaxamento ainda maior.

Destacamos cinco tipos de respiração, que são essenciais para a gravidez e o trabalho de parto:

- Abdominal;
- Alternada;
- *Bhastrika*;
- Tubo;
- Vela.

## ➢ Respiração abdominal

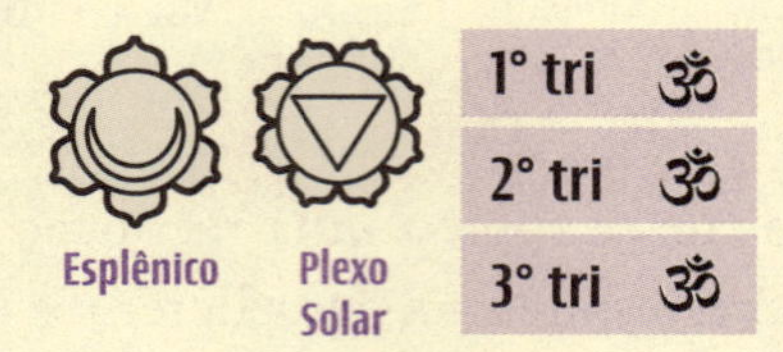


### ◆ Benefícios

Auxilia na boa postura, mantendo a coluna elevada e alinhada, e aumenta a capacidade respiratória. Expande a barriga, exercitando corretamente o diafragma, principal músculo da respiração. Ao ativar positivamente o diafragma, você consegue controlar melhor suas emoções. Essa respiração é essencial para a oxigenação da gestante e do bebê.

- **Você**

Sente-se sobre os calcanhares (na postura do diamante – *Vajrasana*), com a coluna alinhada e as mãos sobre a barriga, formando um triângulo. Projete o abdômen para a frente, inspirando, e contraia-o, expirando. Repita de sete a dez vezes. O ideal é inspirar e expirar pelo nariz, pois o ar entra e sai mais aquecido. No entanto, no terceiro trimestre é melhor inspirar pelo nariz e soltar o ar pela boca, preparando-se para o trabalho de parto. Ao soltar o ar pela boca, emita um som, o que alivia as contrações.

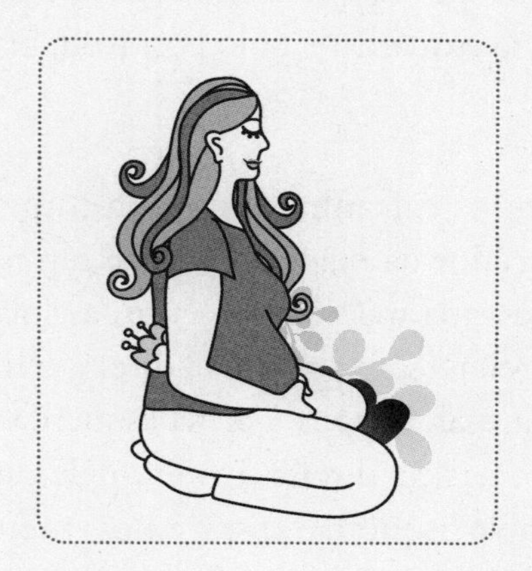

- **Com a participação do(a) companheiro(a)**

Sentem-se de costas, encostando a base da coluna e equilibrando toda esta, e realizem a respiração. Procure perceber a respiração de seu/sua companheiro(a) e tente encontrar o mesmo ritmo.

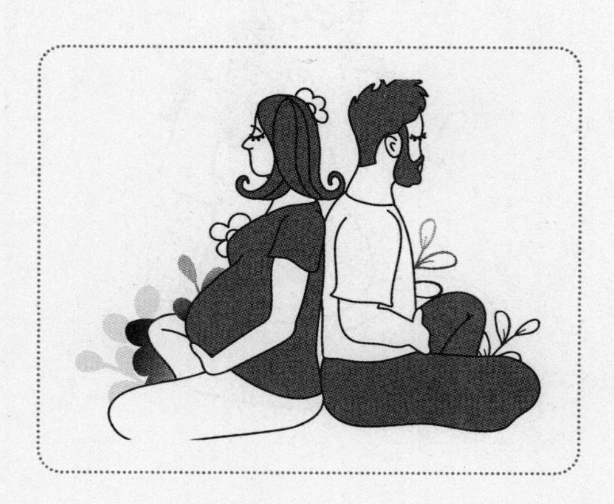

## ➤ Respiração alternada

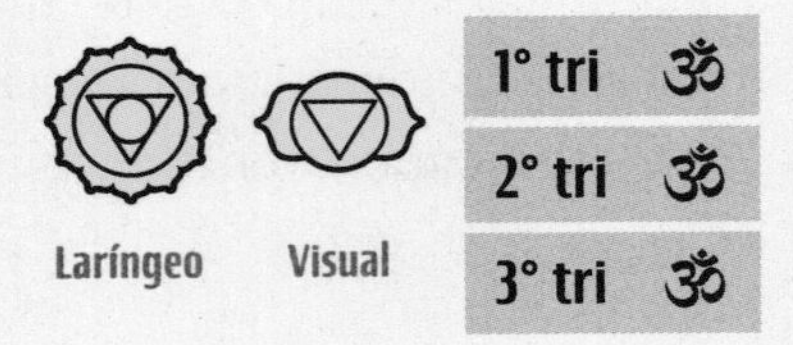


### • Benefícios

Vitaliza, refresca e acalma. Através dela, busca-se manter o equilíbrio consciente entre dois polos, que são canais de fluxo de energia: polo negativo (*ida* – narina esquerda) e polo positivo (*pingala* – narina direita).

### • Você

Sente-se sobre os calcanhares ou na postura fácil (*Sukhasana*), una polegar e indicador da mão esquerda e repouse-a sobre a perna. Coloque o indicador da mão direita entre as sobrancelhas e, com o polegar da mão direita, tampe a narina direita e inspire com a narina esquerda; sem soltar o ar, tampe a narina esquerda com o dedo médio e agora expire pela narina direita. Inspire pela direita, tampe com o polegar, e expire pela esquerda. Inspire novamente pela esquerda, e expire pela direita e assim sucessivamente. Repita sete vezes, terminando o ciclo com a expiração pela narina esquerda.

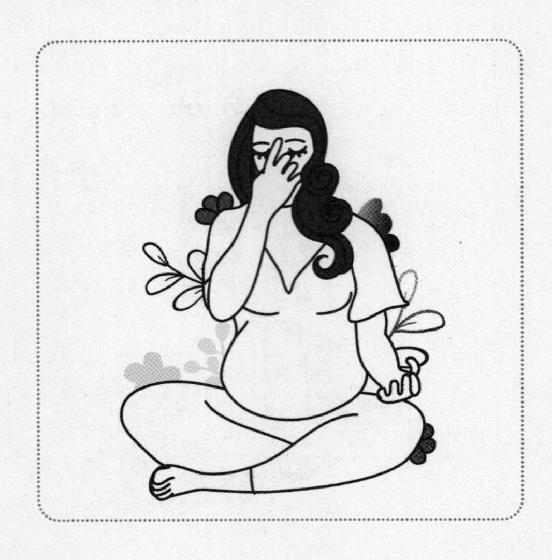

◆ **Com a participação do(a) companheiro(a)**

Sentem-se de frente e realizem a respiração. Vocês podem usar também outro mudra, unindo polegar e indicador da mão direita, e com os outros dedos estendidos e juntos, fecham a narina direita e inspiram pela esquerda, aí trocam, soltando o ar pela narina direita e assim sucessivamente.

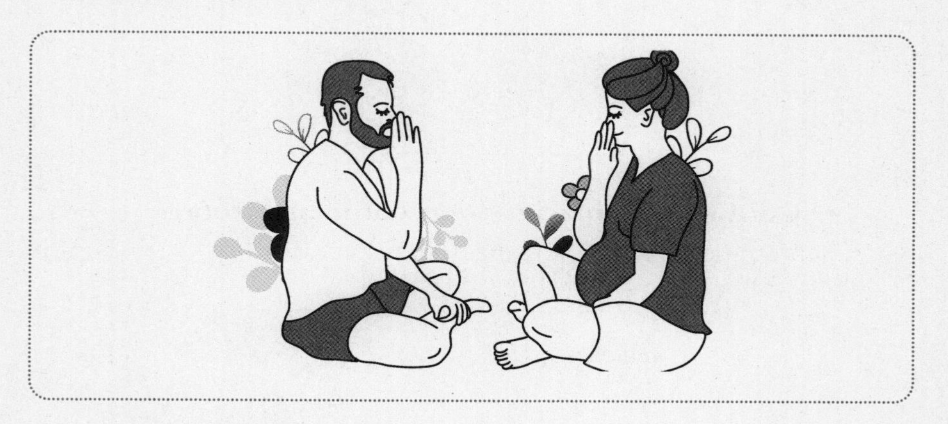

### ➢ Respiração *Bhastrika*

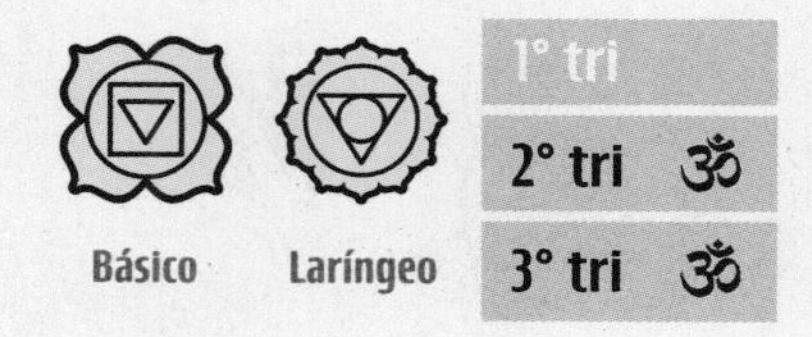


◆ **Benefícios**

Energiza e ajuda a entrar num estado de consciência, que é a partolândia, saindo assim do racional. Proporciona um bom relaxamento.

◆ **Você**

Sente-se, unindo seus pés como na postura da borboleta, e concentre-se na respiração, que é alta (torácica), curta, rápida e nasal. Deixe o queixo levemente voltado para o peito. Procure praticá-la enquanto se sentir confortável ou por no máximo um minuto. Ela pode ser utilizada no trabalho de parto durante as contrações, proporcionando um grande alívio da dor.

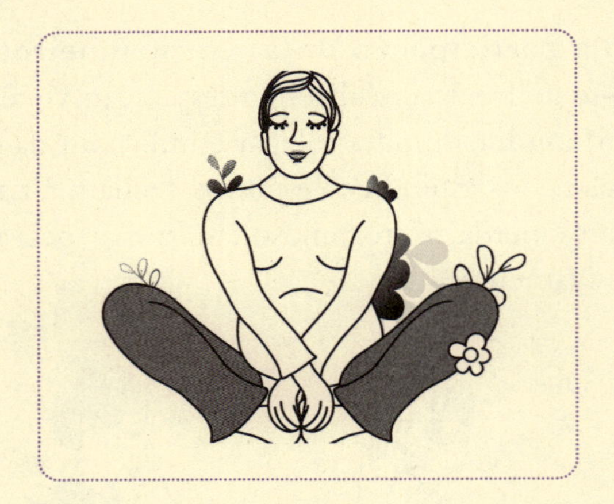

◆ **Com a participação do(a) companheiro(a)**
Sentem-se de frente e realizem a respiração.

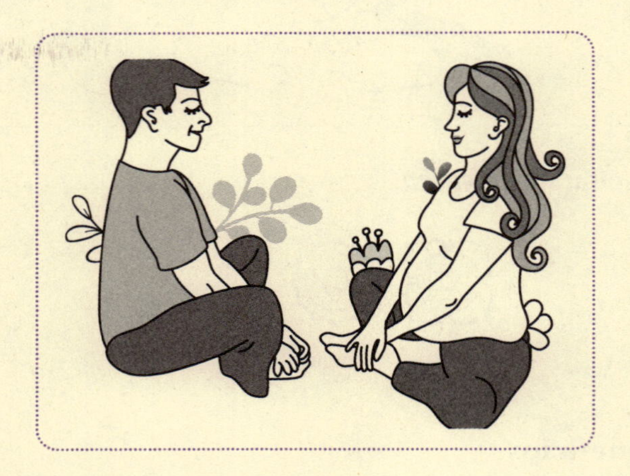

## ➢ Respiração do tubo

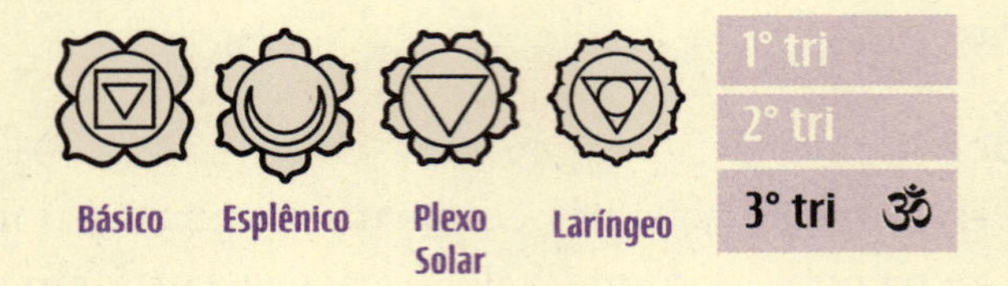


◆ **Benefícios**

Proporciona relaxamento e consciência do períneo; auxilia na dilatação do colo do útero durante o trabalho de parto.

- **Você**

Inspire pelo nariz e solte o ar pela boca, como se ele saísse por um tubo que une esta à vagina, seguindo depois para a terra. Trata-se de uma respiração profunda, que pode ser feita em qualquer posição durante o trabalho de parto.

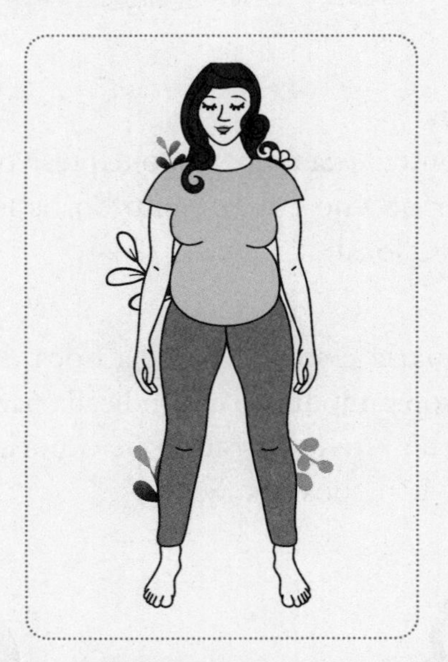

- **Com a participação do(a) companheiro(a)**

Faça em frente ao seu companheiro.

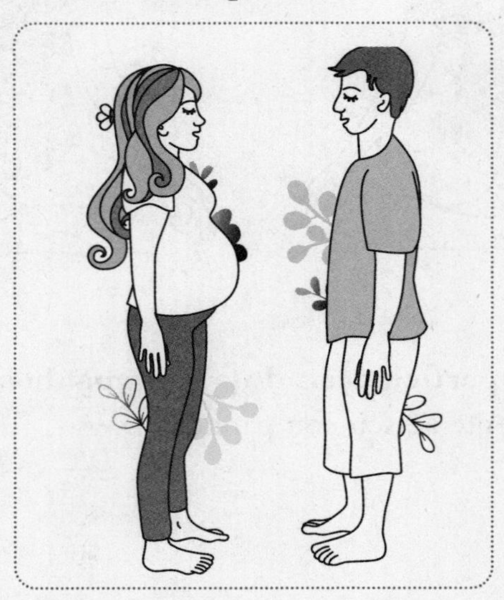

## ➢ Respiração da vela

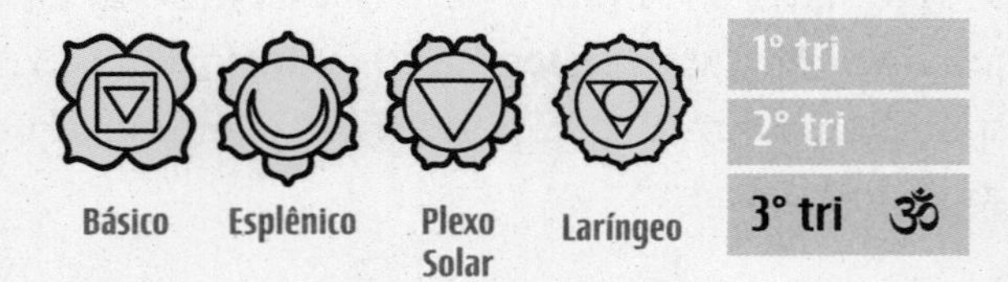


- **Benefícios**

Promove a consciência do período expulsivo do parto, evitando a laceração do períneo no coroamento do bebê, que passará mais lentamente por esse local.

- **Você**

Inspire pelo nariz e solte o ar pela boca de forma contínua, como se estivesse soprando uma vela. Indicada para o período expulsivo, quando o bebê estiver passando pelo períneo. Para treiná-la, você pode praticá-la na postura fácil.

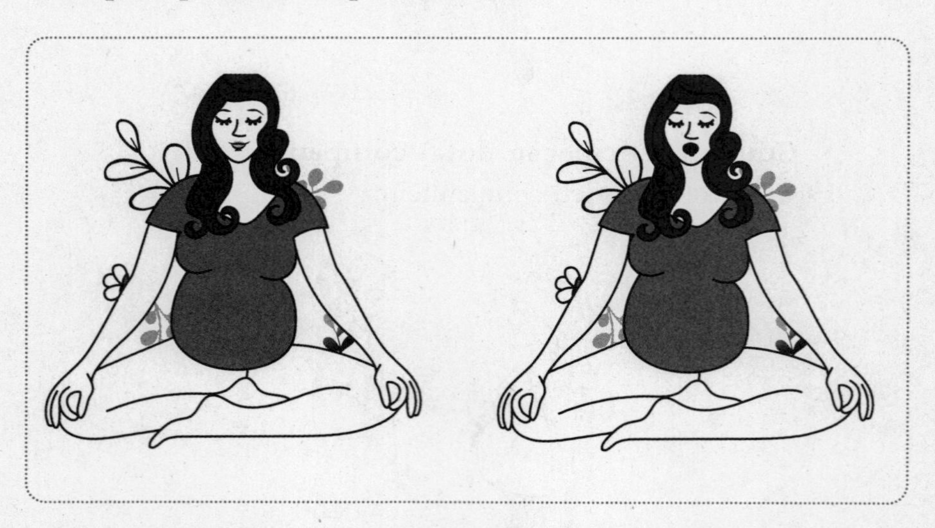

- **Com a participação do(a) companheiro(a)**

Faça em frente ao seu companheiro.

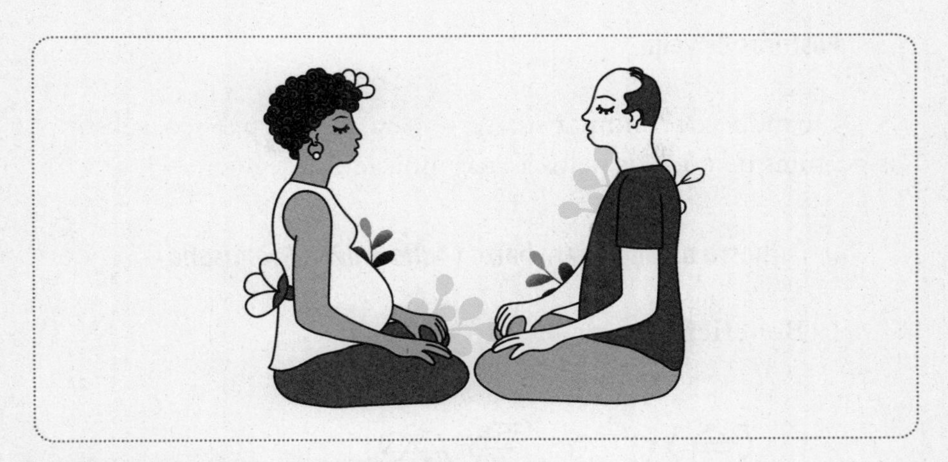

***Posturas especiais para o bebê pélvico***

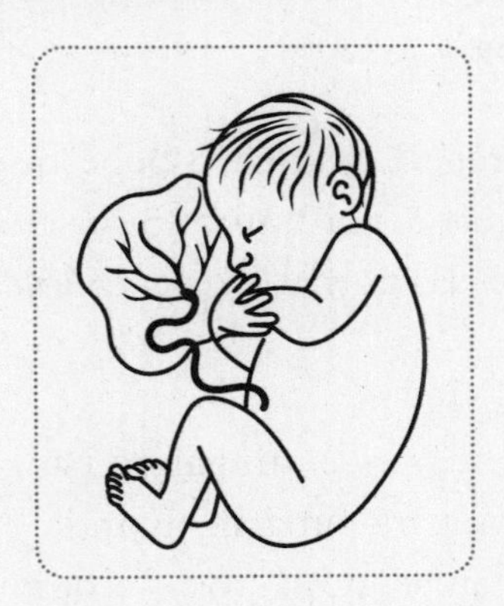

Em geral, os bebês se posicionam entre a 30ª e a 36ª semana, mas podem fazê-lo até mesmo durante o trabalho de parto. Apenas 3% dos bebês permanecem pélvicos quando se espera até o final da gestação. O grande problema é que alguns médicos marcam a cesariana antes do trabalho de parto, quando sabem que o bebê está pélvico.

De qualquer forma, existem algumas práticas que facilitam a virada do bebê para uma posição cefálica. Até nas cesarianas, é mais difícil o nascimento para um bebê pélvico do que para um cefálico.

Indicamos aqui algumas práticas para ajudar o bebê a virar: três posturas de yoga, a série da parteira mexicana Naoli Vinaver e a abordagem *Spinning Babies*, de Gail Tully. Além disso, no trecho dedicado ao parto pélvico (p. 164), apresentamos mais sugestões que facilitam a virada do bebê.

### Posturas de yoga

Quando você montar sua série para o bebê pélvico, substitua as posturas de cócoras pelos ásanas indicados a seguir:

#### ➢ Cachorro olhando para baixo (*Adho Mukha Svanasana*)

- **Benefícios**

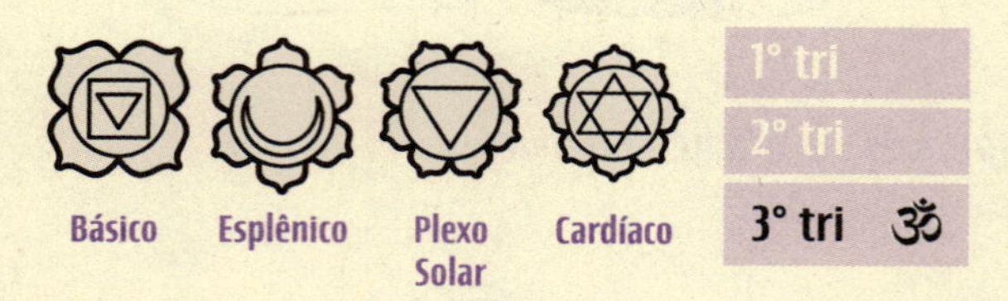


Trabalha a "entrega". Auxilia o bebê que está pélvico a ficar cefálico, desencaixando o seu bumbum da pelve da mãe. Alonga a musculatura posterior das pernas, prevenindo câimbras.

- **Postura**

Em quatro apoios, avance um palmo para a frente com as mãos e então levante a pelve para cima, inspirando e mantendo as mãos e os pés no chão. Permaneça nessa posição durante trinta ou sessenta segundos, alongando suas pernas e procurando levar os calcanhares

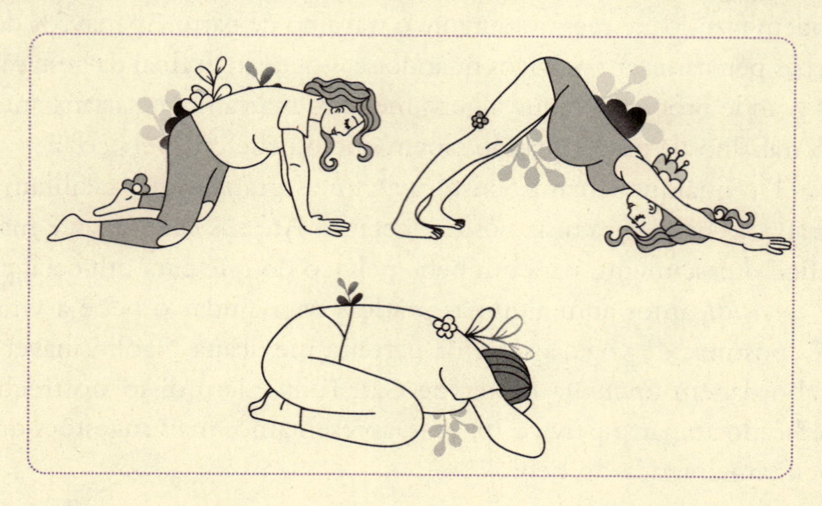

até o chão. Desfaça a postura, retornando à posição sobre quatro apoios, e relaxe, sentando-se sobre os seus calcanhares e abrindo mais seus joelhos, como na postura da criança (p. 50).

### ➢ Postura da meia-ponte com almofadas (*Setu Bandhasana*)

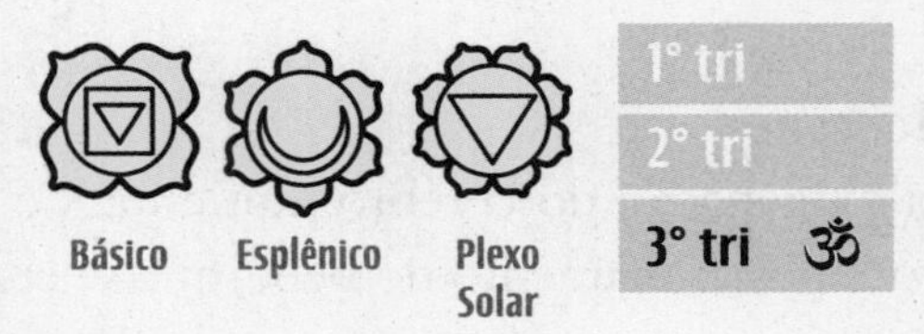


**• Benefícios**

Auxilia na virada do bebê. Fortalece a musculatura da coluna vertebral e dos glúteos, tornando-a mais preparada para suportar o crescimento do ventre. Alonga a parede abdominal e melhora a circulação sanguínea.

**• Postura**

Fique deitada com a barriga para cima, flexione os joelhos e deixe as pernas afastadas na largura do quadril. Deixe as mãos ao longo do corpo, com a palma voltada para baixo. Eleve o quadril, inspirando. Coloque almofadas embaixo do seu quadril e o mantenha nessa posição enquanto estiver confortável, respirando naturalmente. Ao final, retire as almofadas e expire lentamente, descendo vértebra por vértebra no chão, até o cóccix. Sempre compense essa postura com a do ursinho, abraçando seus joelhos (p. 95).

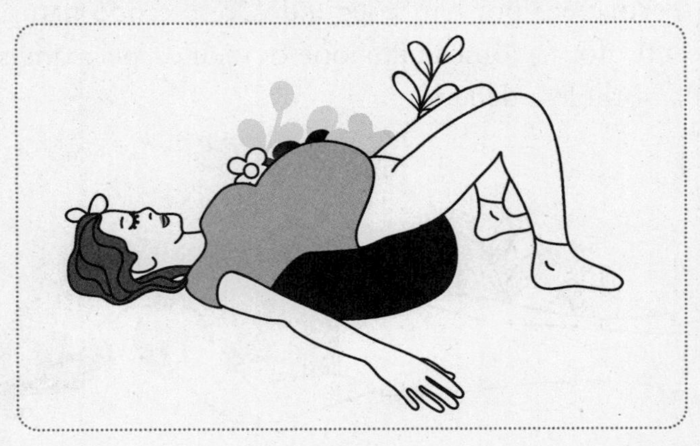

## ➢ Postura invertida na parede (*Salamba Sarvangasana*)

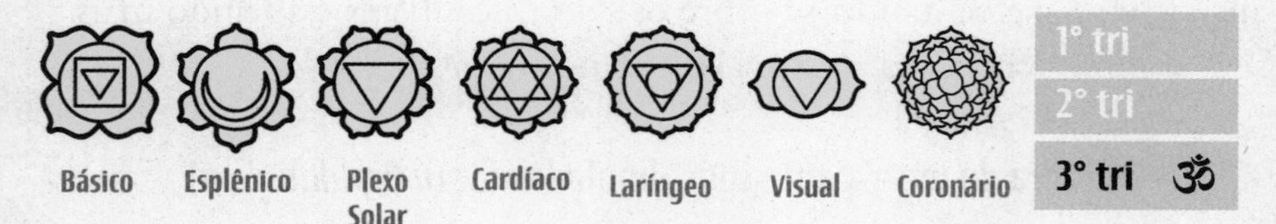


- **Benefícios**

Estimula a oxigenação do cérebro, aumentando a sua concentração. Facilita o reposicionamento do bebê, que se encontra pélvico. Contraindicação: não faça essa postura caso esteja com pressão alta ou sinta falta de ar.

- **Postura**

Deite-se no chão, bem próximo à parede, com o quadril encostado nela, e "escale" a parede com os pés, apoiando o quadril com as mãos. Permaneça o máximo de tempo possível (sem sentir falta de ar) e desfaça, saindo lateralmente da parede.

Compense com a postura do peixe (*Matsyasana*): em decúbito dorsal (barriga para cima), coloque as mãos abaixo dos glúteos, com a palma da mão voltada para baixo, e eleve os ombros, apoiando o alto da cabeça no chão. Permaneça por trinta segundos, respirando naturalmente. Se você sentir dor na lombar, flexione os joelhos, permanecendo na postura da borboleta deitada.

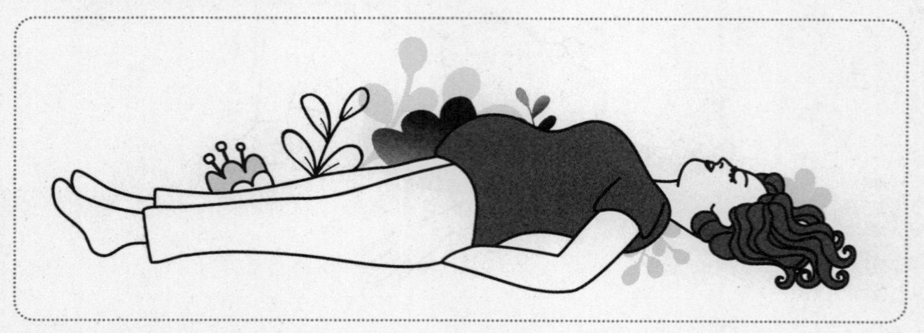

## Série de Naoli Vinaver

Uma outra forma de virar o bebê é fazendo a série indicada pela parteira mexicana Naoli Vinaver. Ela recomenda que a grávida reserve um dia somente para isso e procure, nesse dia, não sair para passear ou trabalhar. Ela deve concentrar em pensamentos positivos e, nos intervalos, você pode ler um bom livro ou assistir a um filme, sempre com conteúdo que a ajude a relaxar.

- Comece com a postura genupeitoral: fique em quatro apoios, coloque o peito no chão, com os cotovelos apoiados e a cabeça virada para o lado, e permaneça com o quadril elevado durante vinte minutos.

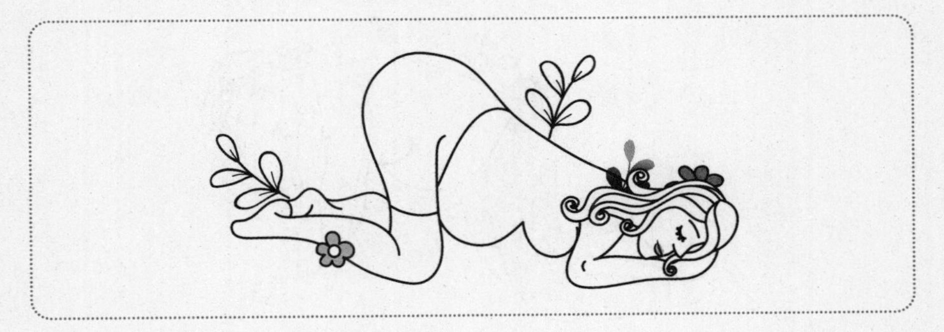

- Após essa postura, descanse durante duas horas, interiorizando suas atenções e conversando com o bebê.
- Ao terminar o período de descanso, faça a postura da meia-ponte. Inicialmente, deite-se com a barriga para cima, flexione os

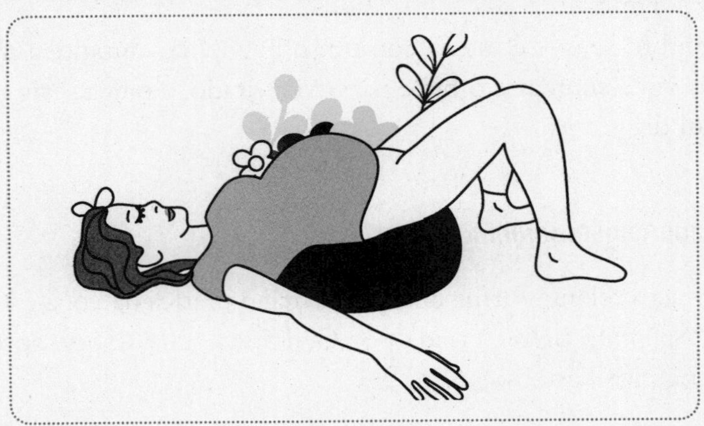

joelhos e afaste as pernas na largura do quadril. Deixe também as mãos ao longo do corpo, com a palma voltada para baixo. Eleve o quadril, inspirando, e apoie sua pelve em uma ou várias almofadas. Permaneça nessa postura por vinte minutos, respirando naturalmente. Retire a almofada e desfaça a postura lentamente, expirando e descendo vértebra por vértebra, até o cóccix encostar no chão.

- Descanse por duas horas.
- Faça a postura engatinhando em quatro apoios durante vinte minutos. Você pode colocar joelheiras para engatinhar com mais conforto.

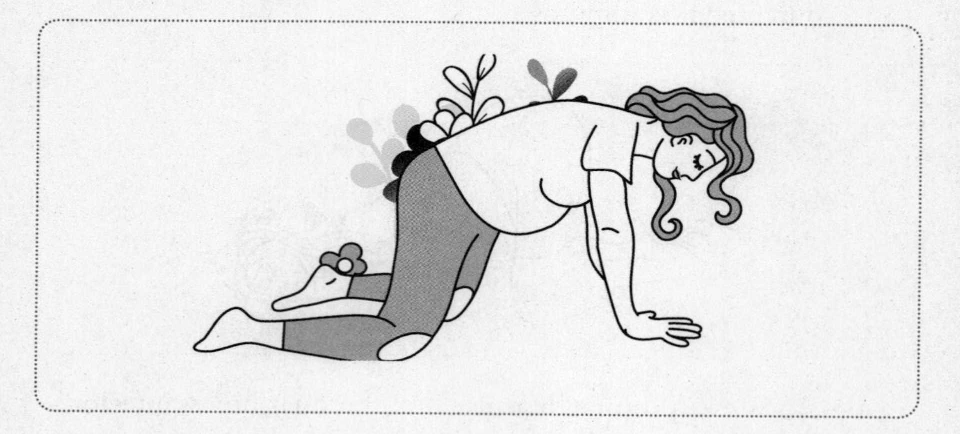

- Descanse por duas horas.
- Retome a sequência de posturas e descansos até a hora de dormir.

Lembre-se que é muito comum o bebê virar durante a madrugada. Se você acordar e o bebê não tiver virado, repita a série e tente mais um dia.

## A abordagem *Spinning Babies*

Uma excelente forma complementar à prática da yoga é a abordagem *Spinning Babies*, criada por Gail Tully (2016), que apresenta três princípios básicos:

- Equilíbrio;
- Gravidade;
- Movimento.

A autora norte-americana estudou a anatomia do parto e a posição fetal, indicando técnicas valiosas para facilitar o nascimento do seu bebê. Sua grande pergunta é "Onde está o bebê?". Essa questão é muito mais importante do que saber de quanto é a dilatação. Com isso, a parturiente fica consciente de que pode criar mais espaço para a passagem do seu bebê por meio de posições específicas para abrir a pelve. Para maiores informações, consulte o livro de Gail Tully (2016).

A abordagem *Spinning Babies* proporciona vários exercícios de alongamento que criam espaço para o bebê e aliviam dores e tensões musculares ao redor da pelve e do útero. Entre os exercícios desenvolvidos pela parteira norte-americana, indicamos inversão inclinada para a frente, que é uma excelente técnica para virar o bebê pélvico.

- **Benefícios**

Alonga os ligamentos do útero, proporcionando a virada do bebê.

- **Postura**

Ajoelhe-se na borda de uma superfície firme (cama, sofá ou escada). Para começar, coloque as duas mãos na borda, perto dos joelhos. Caminhe com uma mão de cada vez em direção ao chão. Aconselhamos que faça esse movimento com um acompanhante, que pode lhe oferecer apoio, se necessário. Em seguida, flexione os cotovelos, apoiando-se sobre os antebraços. Recolha o queixo, mas não apoie o peso do corpo sobre sua cabeça. Se possível, permaneça nessa posição durante três respirações naturais (cerca de trinta segundos). Depois, caminhe com as mãos retornando para a posição inicial. Empurre o corpo de volta para a posição de joelhos. Por fim, eleve-se sobre os joelhos, fazendo uma respiração. É muito importante que seu/sua companheiro(a) esteja a sua frente nesse momento para lhe transmitir segurança. Se o bebê não estiver cefálico entre a 30ª e a 32ª semanas – bebê transverso, bebê pélvico –, fazer de 7 a 14 Inversões Inclinadas para a Frente (IIF) no período de 24 a 48 horas pode ajudar o bebê a se reposicionar.

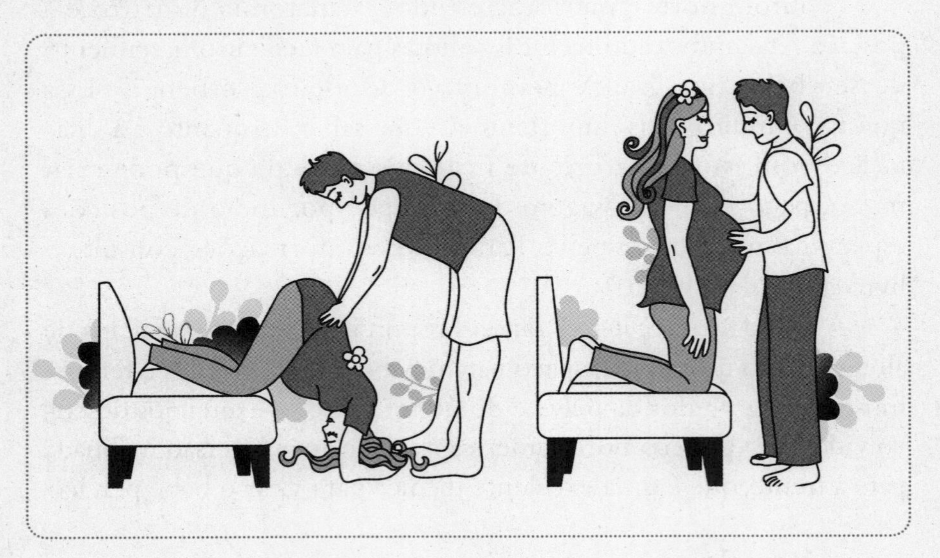

Atenção: não é recomendado nenhum tipo de inversão para pessoas com pressão alta, risco de AVC, problemas nos ombros, risco cardíaco ou convulsão, sangramento ou qualquer outra condição que possa ser agravada pela IIF. ▪

CAPÍTULO 4

# Plano de parto ou plano de preferências

CERTAMENTE VOCÊ já tem muitos desejos para o seu parto. E muitas dúvidas também. É hora de começar a listá-las para saber onde você quer chegar e para que os outros – médico, obstetriz, enfermeira obstetra, doula, pediatra e parceiro(a) – também saibam e procurem respeitar as suas preferências.

Essa lista de desejos tem um nome: é o "plano de parto", que eu também chamo de "plano de preferências". Mesmo que você ainda não saiba tudo o que deseja, o plano de preferências vai justamente ajudá-la a identificar os pontos sobre os quais você precisa se informar mais. E pouco a pouco você conseguirá preencher todos os campos e ter um direcionamento mais claro do que é melhor para você e para seu bebê.

O plano de preferências será uma ferramenta valiosíssima na hora de conversar com a equipe médica, pois você terá meios mais eficazes para identificar se ela vai respeitar aquilo que você acredita ser o melhor. E, se for o caso, você terá mais capacidade para trocar de profissional. Caso você vá parir em uma maternidade, o plano também será útil para aqueles que participarão do parto. Em poucas palavras, o plano de preferências é um passaporte para o seu empoderamento, que vai transformá-la na principal protagonista do parto.

No site www.nascerfeliz.com.br você encontra uma ficha modelo para assinalar o que você deseja para o seu parto.

Um plano de preferências pode ser dividido em quatro partes:

- **Identificação;**
- **O trabalho de parto;**
- **O parto;**
- **Escolhas no caso de necessidade de uma cesárea.**

### • Identificação

São os dados básicos, como o nome da mãe, do pai, do bebê, telefones e e-mails para contato. À medida que você formar a equipe, deverá colocar os nomes e contatos de todos os profissionais escolhidos.

### • O trabalho de parto

Nessa parte, você deverá responder às seguintes perguntas:

**1 Quem você gostaria que estivesse presente em seu parto?**

A lei garante que a parturiente tenha um acompanhante de sua livre escolha durante o parto (Lei Federal n.º 11.108, de 2005). O(a) companheiro(a) poderá dar suporte emocional, assim como criará vínculos com o bebê que está para nascer. Por sua vez, a presença da doula pode diminuir em 50% as chances de se ter uma cesárea, além de reduzir o tempo do trabalho de parto, o uso de ocitocina, a necessidade de anestesia e o emprego do fórceps. A maioria dos hospitais possui um cadastro de doulas que podem acompanhar o parto independentemente da presença do(a) companheiro(a).

**2 Deseja que a lavagem intestinal (enema) seja realizada somente se você solicitar?**

A lavagem intestinal é desconfortável. Ela também é desnecessária, pois, durante a passagem do bebê, ao se pressionar o reto, provavelmente serão expelidos resíduos de fezes que, se estiverem líquidos (por causa do enema), dificultarão a separação necessária para não contaminar o bebê. Mas se você tiver prisão de ventre, poderá pedir a aplicação do enema a qualquer momento.

**❸ Deseja caminhar, se possível desde a entrada na maternidade, abrindo mão de cadeira de rodas?**

Ao caminhar, você estimula o útero a ter mais contrações efetivas, tornando o trabalho de parto mais curto e reduzindo a necessidade de analgesia.

**❹ Deseja poder escolher livremente a(s) posição(ões) que ficará durante todo o trabalho de parto?**

Ao longo do trabalho de parto, você pode deitar de lado, ajoelhar, ficar sentada ou acocorada. Pode apoiar-se ou sentar-se na bola. Enfim, você deve ter o direito de escolher a posição que for mais confortável a cada momento.

**❺ O que você gostaria de comer e beber?**

Líquidos como água e energéticos evitam a desidratação. Alimentos como mel, chocolate e barra de cereais proporcionam mais energia para lidar com um trabalho de parto mais longo. Como você está se alimentando normalmente, é desnecessário receber soro na veia (infusão intravenosa), pois isso restringe sua movimentação e prejudica o relaxamento. As hemorragias em partos normais e não medicamentosos são muito raras para justificar a infusão preventiva.

**❻ Deseja acelerar o seu parto com o uso de ocitocina?**

É muito mais fácil, para você e para o bebê, suportar uma contração natural do que aquelas induzidas por ocitocina. Isso ocorre porque a aplicação de uma ocitocina sintética bloqueia a parte do cérebro que libera as endorfinas, responsáveis pelo alívio da dor.

A ocitocina sintética só deve ser usada se houver uma indicação médica, como nos casos de partos muito prolongados, que deixarão você muito cansada, ou após muitas horas de ruptura da bolsa. Com o uso em excesso de ocitocina, as chances de se ter uma cesárea aumentam, pois ela pode restringir o suprimento de oxigênio do bebê.

**7 Deseja que não seja realizado o procedimento de tricotomia (raspagem de pelos)?**

A raspagem dos pelos não reduz a ocorrência de infecções. Além disso, o crescimento dos pelos no pós-parto pode gerar inflamação e causar desconforto.

**8 Caso seja protocolo da maternidade no ato de admissão, você deseja fazer o exame de cardiotocografia fetal (monitoramento fetal eletrônico) com a cabeceira da maca reclinada ou em pé? E durante o trabalho de parto, deseja fazer ausculta do bebê de forma intermitente?**

Na maioria das maternidades é protocolo, no ato da admissão, fazer a cardiotocografia fetal por vinte minutos na posição deitada, que é desconfortável e pode prejudicar o trabalho de parto. Ficar com a cabeceira elevada ou em pé alivia esse desconforto.

A cardiotocografia fetal de uso contínuo restringe o movimento e pode gerar muito incômodo. Em gestantes de baixo risco, é comprovado que a ausculta intermitente dos batimentos cardíacos do bebê é mais efetiva do que o uso contínuo.

**9 Deseja que não seja realizado o procedimento de ruptura artificial da bolsa para acelerar o parto sem necessidade?**

A bolsa contém o líquido amniótico, que protege o bebê, e também faz com que a pressão sobre a cabeça dele seja menor. A ruptura artificial das membranas aumenta os índices de infecção, criando um tempo limite para o parto e gerando contrações mais doloridas.

**10 Deseja utilizar a suíte de parto (sala "*labor*" ou "*delivery*") para o trabalho de parto, o parto e o pós-parto imediato?**

A permanência no mesmo local evita uma mudança repentina, geralmente feita no expulsivo, quando a mulher é levada em uma maca, deitada de costas. Muitas maternidades são equipadas com suítes de parto, nas quais a gestante fica durante a fase ativa do trabalho de parto, o parto e o pós-parto. Se todas essas salas estiverem ocupadas, nos partos normais de baixo risco, uma boa opção é ficar num apartamento fora do centro obstétrico.

**11 Gostaria de escutar música durante o trabalho de parto?**
A música pode deixar o ambiente mais calmo e relaxante. Procure fazer uma seleção de canções que lhe agradem para escutar durante o trabalho de parto e no próprio parto. Aliás, as músicas com a presença marcante do som de tambor indígena são excelentes para auxiliar no período expulsivo.

### • O parto

Nessa parte, você deverá responder às seguintes perguntas:

**1 Gostaria de escolher a posição para parir de acordo com o seu conforto?**
Na posição deitada, de barriga para cima (litotomia), na qual a gestante coloca os pés nas perneiras, você faz um esforço muito maior, contra a gravidade, empurrando o bebê para cima. Apesar de essa posição facilitar o acompanhamento do médico, ela aumenta o risco de laceração do períneo. Nas posições de cócoras, na banqueta, em quatro apoios, semirreclinada ou deitada de lado, você fica mais confortável, e o seu cóccix se abre, ampliando a passagem do bebê.

**2 Deseja ser submetida a uma episiotomia?**
Apesar de muitos profissionais ainda acreditarem que a episiotomia (corte no períneo) é uma solução, atualmente as evidências científicas atestam que esse procedimento é, em geral, desnecessário e muito incômodo para a mulher. Além disso, ele causa bastante desconforto na cicatrização e pode afetar o prazer durante as relações sexuais.

**3 Deseja ter analgesia no seu parto?**
O uso de analgesia em geral prolonga o trabalho de parto, aumentando o risco de outras intervenções como aplicação de ocitocina, uso de fórceps ou vácuo-extrator, e pode até levar

a uma cesárea. O ideal é que você possa optar pela analgesia se sentir que realmente chegou ao seu limite. Mas antes de chegar a esse ponto, procure utilizar outros métodos naturais para aliviar a dor.

**4 Gostaria que a luz fosse diminuída e que o ar-condicionado fosse desligado na hora do nascimento do seu bebê?**

A luz forte sobre o rosto do bebê faz com que ele feche os olhos, prejudicando o primeiro contato e o vínculo mãe-filho. Por sua vez, o ar-condicionado esfria a sala, fazendo com que tirem o bebê de perto de você, colocando-o num berço aquecido.

### ♦ Pós-parto imediato

Após o nascimento do bebê, você deverá responder às seguintes perguntas:

**1 Gostaria que seu filho fosse colocado imediatamente no seu colo e que, em seguida, você pudesse amamentá-lo?**

O contato imediato do recém-nascido com a mãe é muito benéfico, pois fortalece o vínculo entre os dois e acalma o bebê. A amamentação estimula a produção de ocitocina, facilitando a saída da placenta, e diminui o sangramento no pós-parto. Inicialmente, o bebê irá ingerir colostro, que é o primeiro líquido que sai do peito da mãe, muito importante para melhorar seu sistema imunológico.

**2 Deseja que o pai corte o cordão umbilical assim que ele parar de pulsar?**

Esperar o cordão parar de pulsar faz com que o bebê continue recebendo oxigênio enquanto seu sistema respiratório começa a funcionar. Além disso, o risco de o bebê desenvolver anemia é reduzido pelos próximos seis meses. Para o pai, esse ato representa um ritual de entrega do bebê para o mundo.

**3 Prefere que não seja administrado antibiótico oftálmico ou nitrato de prata em seu bebê?**

Além de ser um procedimento dolorido, essas substâncias interferem na visão do bebê, prejudicando seu vínculo logo após o parto e podendo causar conjuntivite química. Esse uso só se justificaria se a mãe fosse portadora de gonorreia (você pode fazer o exame no pré-natal, comprovando que não tem essa doença).

**4 Deseja alojamento conjunto durante toda sua estada no hospital?**

O contato dos pais com o bebê nos seus primeiros momentos de vida cria vínculos duradouros. Nesse momento a mãe também pode amamentar o recém-nascido sempre que ele pedir. Com isso, ela vai aprendendo os primeiros cuidados com a criança.

**5 Gostaria que o banho do bebê fosse dado somente no dia seguinte ao do seu nascimento?**

De acordo com a Sociedade Brasileira de Pediatria, não é necessário dar banho logo após o nascimento. O vérnix caseoso (camada de gordura que cobre a pele do recém-nascido) não deve ser removido, pois é a melhor proteção para o bebê.

**6 Gostaria que fosse administrada vitamina K no seu bebê?**

A vitamina K serve para coagulação sanguínea. Ela pode ser administrada via injetável (uma dose), o que reduz o risco da doença hemorrágica do recém-nascido em 75%. Se for administrada via oral (três doses), esse risco diminui em 50%. A vantagem dessa segunda opção, naturalmente, é que o bebê não sente a dor da picada da injeção.

### ♦ Escolhas no caso de necessidade de uma cesárea

Se for necessária a realização de uma cesárea, você deve responder às seguintes perguntas:

**❶ Deseja que tenha um acompanhante durante toda a cesárea?**

A presença de um acompanhante de sua escolha, com fortes vínculos, poderá amenizar esse momento tão importante e delicado, proporcionando-lhe maior segurança emocional.

**❷ Permitirá o trabalho de parto antes de começar a cesárea?**

Somente em casos raros, como a existência de placenta prévia total (placenta cobrindo todo o colo do útero, o que pode ser identificado no exame de ultrassom), a parturiente não pode entrar em trabalho de parto quando há necessidade de se realizar uma cesárea. O trabalho de parto é um sinal de que o seu bebê já está pronto para chegar ao mundo. Com o trabalho de parto, reduz-se a probabilidade de o seu filho nascer prematuro, pois não existe nenhum exame que possa garantir que os pulmões do bebê estejam maduros.

**❸ Gostaria de assistir ao momento que seu filho vem ao mundo, rebaixando o protetor ou colocando um espelho?**

Ao testemunhar o nascimento do seu filho, mãe e pai sentem-se mais integrados a esse momento tão especial.

**❹ Prefere que se aplique anestesia peridural ou raquidiana em vez de anestesia geral?**

Com as anestesias peridural ou raquidiana você ficará consciente e, com isso, acompanhará o nascimento do seu filho. Excluindo-se as situações emergenciais, normalmente há tempo hábil para que se aplique a anestesia regional.

**❺ Gostaria de amamentar assim que for possível, ainda na mesa de cirurgia ou na sala de recuperação?**

Assim como no parto normal, o contato imediato do recém-nascido com a mãe é muito benéfico, pois fortalece o vínculo entre os dois e acalma o bebê. Além disso, o bebê irá, inicialmente, ingerir colostro. ■

CAPÍTULO 5

# O papel da doula

---

– CRIS, VOCÊ É "DULA"!

A expressão em português, carregada de um forte sotaque, veio de uma parturiente americana, minha aluna de yoga para gestantes, que havia me convidado para acompanhar o seu trabalho de parto.

– O quê? – perguntei, surpresa. – "Dula"?

– Sim, você é uma verdadeira "doula", que é como se pronuncia "dula" em português.

– Mas o que é isso?

Ela me explicou do que se tratava esse papel essencial que é exercido por uma mulher em apoio a uma parturiente. Já nos tempos antigos as parturientes eram acompanhadas por outras mulheres. O termo "doula" vem do grego "aquela que serve outra mulher", ou seja, aquela que dá apoio físico e emocional durante o trabalho de parto. O conceito moderno de "doula" começou a se delinear nos anos 1980 nos Estados Unidos quando esse trabalho passou a ter um papel cada vez mais importante nos partos. Essa constatação da minha aluna faria parte de uma grande reviravolta que dei na minha vida.

Aos 31 anos, quando me descobri grávida do meu segundo filho, senti um desejo muito intenso de acompanhar partos. Com o tempo descobriria que aquilo era um chamado. Foi nessa época que comecei a dar aulas de yoga para grávidas e, aos poucos, minhas alunas começaram a me pedir para acompanhá-las durante seus trabalhos de parto.

Eu logo percebi como o vínculo que criava com as gestantes proporcionava muito mais segurança e tranquilidade a elas. Meu envolvimento aconteceu de forma intuitiva: eu fazia massagens, dizia palavras positivas, indicava posições mais confortáveis e mais adequadas ao trabalho de parto, utilizava água como recurso para aliviar dores, fazendo uso tanto de chuveiros como de banheiras e bolsas de água quente.

Pouco tempo depois decidi participar de um curso de formação de doulas no Rio de Janeiro, ministrado pela doula Debra Pascali-Bonaro, treinadora certificada pela Doulas Of North America (DONA). Aprendi técnicas novas, que pude incorporar a tudo o que eu já fazia naturalmente.

Esse trabalho não é feito sem fundamentação, muito pelo contrário: há um número considerável de pesquisas científicas que comprovam a importância da doula no parto, pois sua presença reduz em:

- 50% as taxas de cesariana;
- 25% a duração do trabalho de parto;
- 60% os pedidos de analgesia;
- 40% o uso da ocitocina;
- 40% o uso de fórceps.

Diante de tais evidências, não há como questionar o fato de que toda mulher deve ter o direito de ser acompanhada por uma doula. A Lei Federal n.º 11.108 garante, como já dissemos na sessão dedicada ao plano de parto, que a parturiente tem o direito de ser acompanhada por uma pessoa de livre escolha, que pode ser o(a) companheiro(a) ou uma doula. Como já apontamos, muitos hospitais e maternidades permitem a presença de uma doula devidamente cadastrada, além do acompanhante.

Portanto, você pode e deve contar com o apoio de uma doula. Para se informar melhor e ter boas referências sobre essa profissional, procure grupos de apoio da sua cidade, indicações de outras grávidas ou associações de doulas. O essencial ao se contatar e escolher uma doula é, além de ter naturalmente uma boa afinidade e empatia, conhecer sua experiência. Pergunte principalmente sobre quantos partos ela já acompanhou, onde se formou e há quanto tempo trabalha nesse ofício. ■

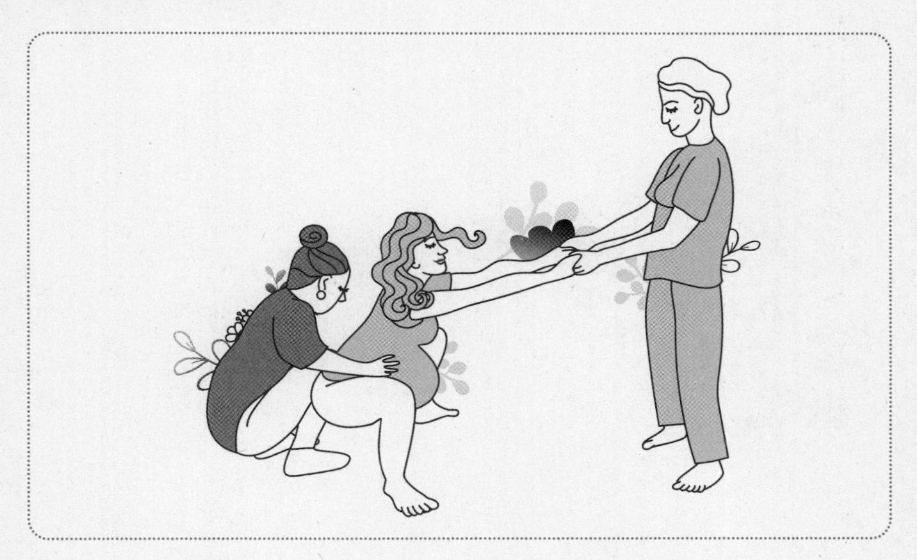

CAPÍTULO 6

# Estágios do trabalho de parto e do parto

## Preparação final para o parto

Essa fase é igualmente conhecida como *pródromo* ou *pré-trabalho de parto*. Aqui a gestante pode ter cólicas irregulares, que costumam começar à noite e que podem durar dias ou semanas. Ao longo do dia, elas tendem a desaparecer. Esse processo ocorre porque durante a noite a grávida está mais relaxada, pois há uma maior liberação de hormônios, como a melatonina. Com isso, criam-se mais receptores para a prostaglandina (substância similar a um hormônio, que é produzida no colo do útero e no assoalho pélvico), que vai amolecendo e afinando o colo.

A relação sexual também ajuda a amolecer o colo do útero, pois o sêmen contém essa substância. Além disso, a cabeça do bebê pressiona o colo do útero, amolecendo-o. O ideal é que você diminua o ritmo de trabalho ou de qualquer atividade mental. Tome banhos relaxantes, namore mais seu/sua companheiro(a) e faça tudo o que lhe dê prazer, como sair com amigas. Prefira refeições mais apimentadas e tudo o que aqueça o fogo interno do seu corpo. Isso vai ajudar no trabalho de parto. Tente descansar bastante para ter energia quando o trabalho de parto realmente começar.

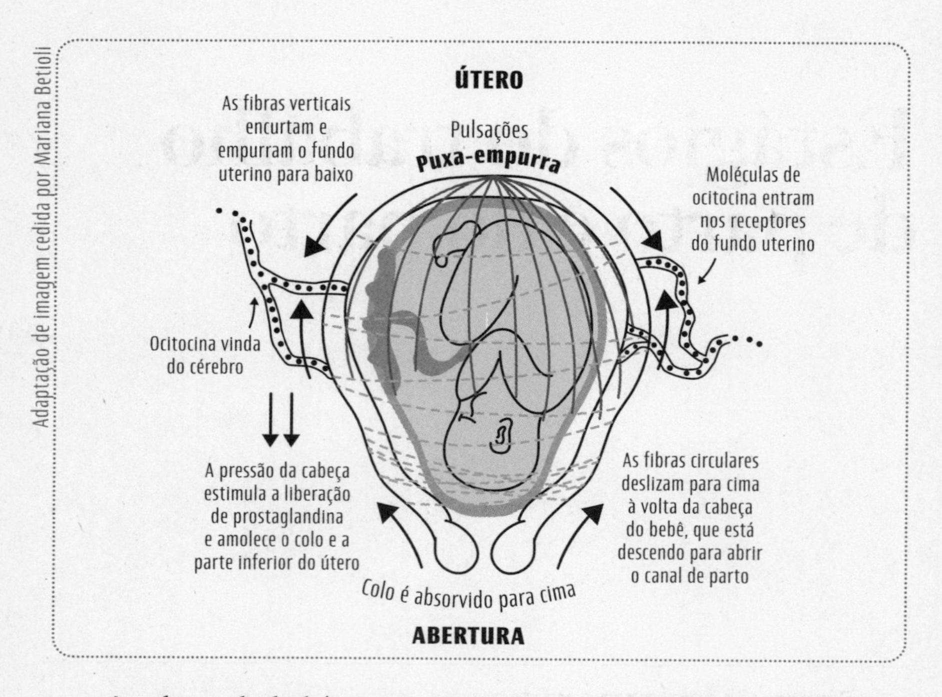


A cabeça do bebê tem o papel de preparar o colo para o parto, amolecendo suas fibras. Essas fibras são circulares e oblíquas. Elas não se contraem, mas deslizam para cima ao redor da cabeça do bebê, que está descendo para abrir o colo.

As fibras longas, que são verticais, contraem-se (encurtam-se e diminuem de tamanho), empurrando o bebê para baixo. Essas fibras ficam no fundo do útero e vão aumentando, deixando-o mais grosso na parte de cima e afinando-o na parte de baixo. Todo esse movimento, que se assemelha a uma verdadeira onda uterina, é o que caracteriza a contração, também chamada de pulsação puxa-empurra.

A essa altura, você deve estar se perguntando: o que sinto durante uma contração? Saindo do ponto de vista anatômico e indo para o prático, na contração a gestante sente a barriga bem dura e uma cólica no pé desta. Algumas grávidas relatam também uma pressão nas costas, em geral na região da lombar.

Para facilitar todo esse processo, como vimos no capítulo sobre hormônios, as artérias uterinas trazem a ocitocina, que chega até os receptores no fundo do útero, fazendo com que ele se contraia. Você pode se conectar a esse movimento e, com isso, absorvê-lo melhor. Imagine que cada contração é uma onda do mar, que vem e vai, abrindo o colo e dando passagem para o seu bebê.

Caso essas contrações cessem, é sinal de que o trabalho de parto ainda não começou. No entanto, elas não ocorram em vão, pois seu colo já está sendo amaciado. Mas fique atenta: se essas cólicas aumentarem de intensidade e ficarem mais regulares, é sinal de que o trabalho de parto está começando.

### Fase latente ou início do trabalho de parto

A continuidade das contrações indica que você entrou na fase inicial do trabalho de parto. Nesse estágio, a mulher ainda consegue conversar, comunicando o que está sentindo. As contrações tornam-se mais regulares, ainda espaçadas, ocorrendo em geral a cada 30, 20, 15, até 5 minutos. A duração da contração é inversamente proporcional, ou seja, ela dura mais tempo: varia de 10 a 45 segundos. Essas contrações assemelham-se a ondas, que amolecem e afinam o colo do útero. Essa fase, também chamada de abertura, pois o colo dilata até 5 centímetros, pode durar de 6 a 24 horas. Há casos, no entanto, em que esse estágio dura 48 horas ou mais.

Nessa fase, a natureza age, de forma sábia, na limpeza do seu organismo: é muito comum você evacuar várias vezes, chegando, em alguns casos, a diarreias. O tampão mucoso pode ser eliminado nesse estágio, ainda que isso possa ter acontecido algumas semanas antes. Esse tampão é uma secreção espessa, de aspecto gelatinoso, apresentando, em geral, algumas raias de sangue. Ele é a primeira proteção do bebê, e sela o colo do útero durante a gestação.

Nesse momento, a gestante tem desejo de ajeitar o seu ninho: arrumar o quarto do bebê, lavar a louça e até mesmo fazer uma faxina geral na casa. Isso ocorre por conta da liberação de adrenalina. Mas é aconselhável que, em seguida a essas atividades, você diminua o ritmo, relaxando ao som de uma música tranquila em um ambiente da baixa luminosidade. Uma dica para seu/sua companheiro(a): ele(a) não deve fazer perguntas que estimulem o lado racional do seu cérebro, tais como informações sobre números de telefone e localização de algum objeto na casa. Isso facilita a entrega ao trabalho de parto.

Paralelamente, recomenda-se que a gestante encontre posições confortáveis, descansando entre as contrações. E, se conseguir, até tire um bom cochilo. Não descuide da nutrição e da hidratação, comendo aquilo que tiver vontade, embora o ideal seja privilegiar alimentos mais leves, evitando, assim, enjoos e vômitos. Com tudo isso, você está reservando energia para a fase ativa do trabalho de parto.

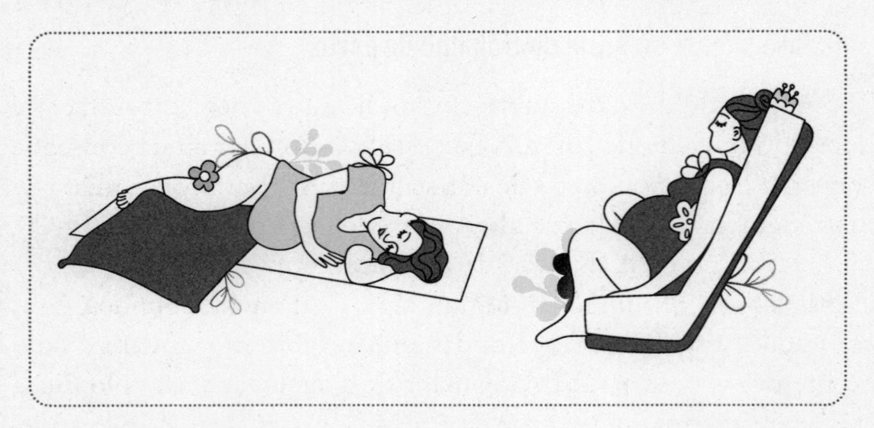

## Fase ativa

Essa etapa também é chamada de *franco trabalho de parto*, pois as contrações ocorrem em intervalos mais regulares, de 3 em 3 minutos, com a duração de 45 a 60 segundos. Uma forma simples de constatar a passagem para essa fase é marcar quantas contrações você teve em 10 minutos. As ondas ficam mais intensas, abrindo mais o colo, chegando a até 7 centímetros de dilatação. Para as primíparas (mulheres que estão no seu primeiro parto), a dilatação de cada centímetro pode levar em média de uma hora a uma hora e meia. Por sua vez, para as mulheres que já tiveram parto normal, essa fase é mais rápida. É aqui que a mulher entra na *partolândia*, espécie de transe, quando ela cessa sua comunicação e leva suas emoções para um universo só dela, chegando, assim, ao planeta do parto.

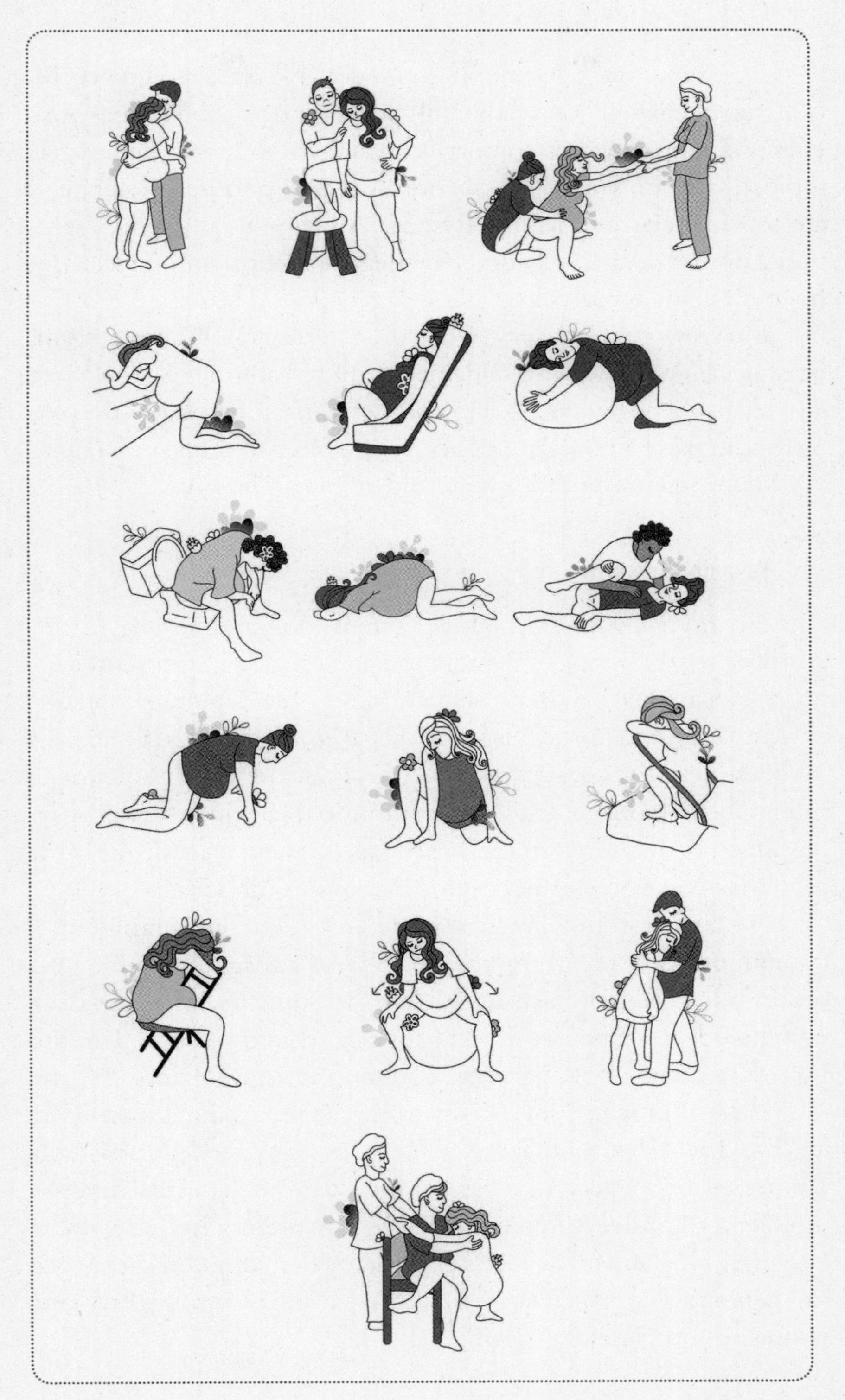

É comum que, nesse momento, a doula já esteja com você. Ela (seu/sua companheiro(a) também!) pode ajudar a encontrar as posições que a deixem mais confortável, assim como massagear a região lombar, fazer bolsa de água quente, usar uma bola de fisioterapia e até providenciar um banho relaxante. A maioria das grávidas sente muita dor nessa fase. Mas algumas chegam a sentir tanto prazer, que podem atingir o orgasmo.

É na fase ativa que a obstetriz ou enfermeira obstetra costuma ir à sua casa para avaliar o andamento do trabalho de parto. Ela vai auscultar o bebê, medir a sua pressão e verificar a dilatação do colo. Se for um parto hospitalar, após essa avaliação e se já for o momento, você deve se encaminhar à maternidade ou ao hospital.

### Fase de transição

Essa é a fase mais desafiadora e intensa do trabalho de parto. Ela costuma ser mais rápida, demorando, em geral, de 50 minutos a 2 horas. Repare que as contrações ocorrem a cada 2 minutos, durando aproximadamente 60 segundos. A dilatação do colo varia entre 8 e 10 centímetros. O desafio está na dor mais intensa e no pequeno intervalo de tempo entre cada contração. Há pouco tempo para descansar. A mulher costuma ficar mais inquieta e sentir ondas de calor. Às vezes você vai notar um "bigodinho" de suor.

Na fase de transição (mas pode acontecer antes também) é comum que ocorra o rompimento da bolsa das águas, quando uma quantidade de líquido escorre pelas pernas. Somente em alguns casos é que a bolsa permanece intacta até o nascimento, o que é muito bom para o bebê, pois ele vem ao mundo mais protegido.

Nesse momento, uma boa massagem e uma banheira aquecida ajudam a relaxar e a aliviar as contrações. Faça sons guturais, soltando o ar pela boca. A respiração será sua grande aliada. Sinta-se uma leoa rugindo! Algumas mulheres já sentem a necessidade de empurrar o bebê. Mas se você ainda não estiver com a dilatação total (10 centímetros), utilize a respiração nasal ou *Bhastrika*, conforme ensinamos no Capítulo 3.

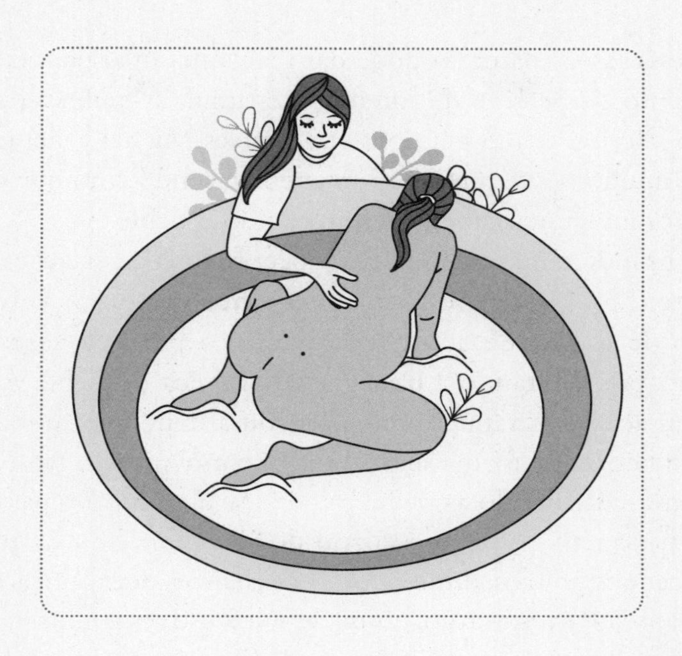

## Fase expulsiva

Essa fase ocorre quando se completa a dilatação (10 centímetros) e você sente necessidade de fazer força, ou seja, empurrar o seu bebê. As contrações podem espaçar um pouco, o que ajuda a mulher a recarregar suas energias. Aliás, como em geral nesse estágio se sente menor dor, você pode transformá-la em força. A duração do período expulsivo pode variar: para as mulheres primíparas (primeiro parto), a duração é, em média, de 3 horas, podendo chegar a 4 horas com uso de anestesia; por sua vez, para as mulheres que já tiveram pelo menos um parto normal, a duração varia de 15 a 45 minutos.

No período expulsivo, o bebê encaixa-se melhor, desce na pelve e faz movimentos de rotação, preparando-se para nascer. Escolha uma posição, que pode ser de cócoras (com auxílio ou não de uma banqueta), em quatro apoios, em pé, deitada de lado ou até sentada, ou a que for mais cômoda. Caso esteja na banheira e sinta-se mais confortável, você pode permanecer nela. Atenção: nos partos hospitalares, há instituições que não permitem o parto na água.

Nessa fase, a natureza pode dar mais uma mão para facilitar o nascimento: a liberação de adrenalina estimula o "reflexo de ejeção do feto", termo usado pelo obstetra francês Michel Odent. Nesses casos, a mulher sente puxos espontâneos, fazendo com que o corpo faça força involuntariamente, empurrando o bebê.

O grande clímax desse período, e de toda a gestação e parto, é a coroação. Nesse momento, a mulher sente um verdadeiro círculo de fogo, que acontece quando o períneo se estica ao máximo, possibilitando a passagem da cabeça do bebê. Você terá uma sensação de grande queimação ou ardência. É fundamental que isso ocorra de forma suave, pois esse movimento faz com que toda a musculatura do assoalho pélvico se alongue, preparando-se para a passagem de todo o corpo do seu filho. Se esse processo acontecer aos poucos, diminuem-se as chances de laceração. Conte com a ajuda da respiração, como se você estivesse soprando uma vela. Logo após a coroação, sai, por extensão, toda a cabeça do bebê. Depois surgem os ombros e, por fim, todo o corpinho do seu filho!

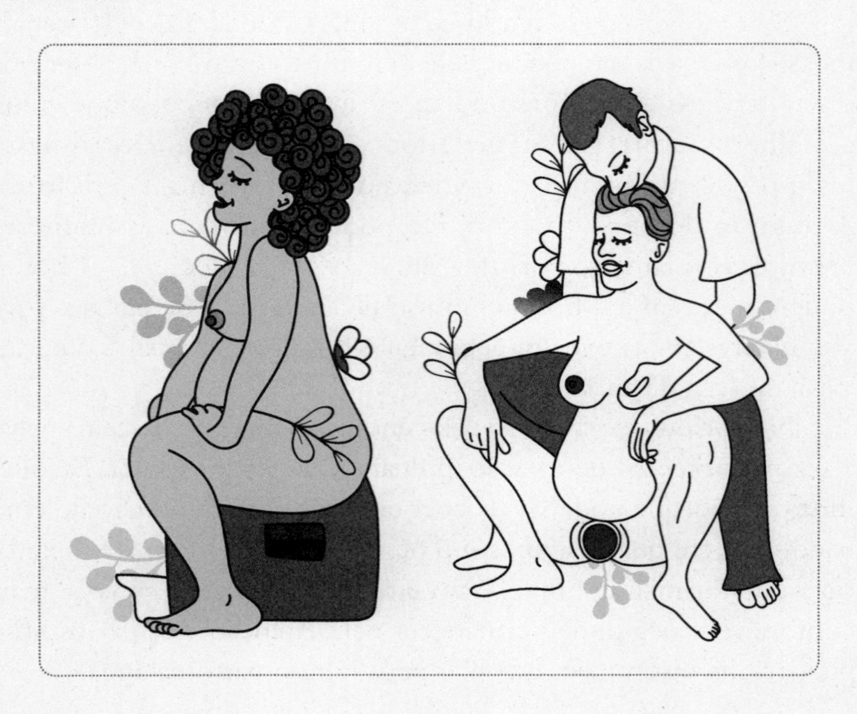

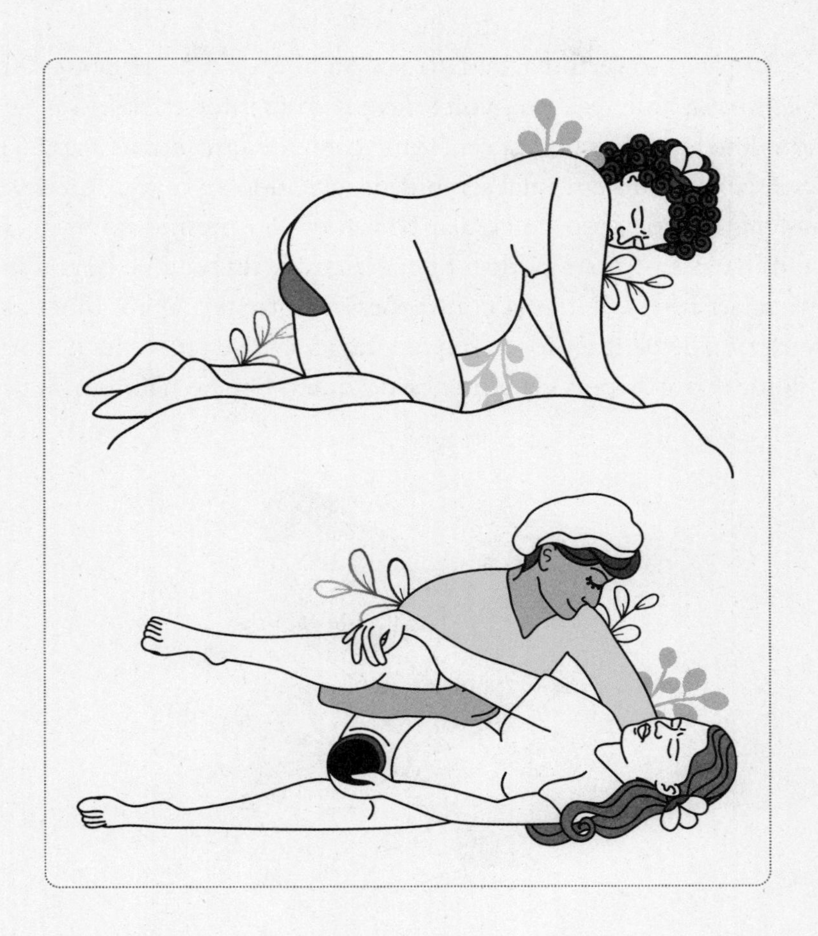

## Fase do vínculo

É hora de respeitar o elo mãe-pai-bebê. O ambiente deve estar aquecido, silencioso e com baixa luminosidade. Use um pano para cobrir seu filho e mantenha um contato pele a pele no seu colo. Ao amamentá-lo nesse momento, cria-se um forte vínculo no qual o bebê vai se sentir protegido, nutrido e amado.

Corte o cordão umbilical somente depois que ele parar de pulsar para que o bebê continue recebendo oxigênio enquanto seu sistema respiratório começa a funcionar. Além disso, esse procedimento faz com que o risco de anemia seja reduzido. Se for do seu desejo, estimule o pai a cortar o cordão, pois esse ato representa um ritual de entrega do bebê para o mundo.

O parto só termina, de fato, após a liberação da placenta. Tanto você como aqueles à sua volta devem se manter envolvidos nesse momento sagrado, que dura aproximadamente uma hora. O ambiente deve ser mantido em total serenidade, evitando-se outras interferências, tais como o uso de celular para fotos ou mesmo contato com a família. Assim, você poderá liberar mais facilmente os hormônios, que farão com que tenha contrações. É normal que a mulher sinta uma vontade de fazer força, o que levará à saída da placenta de forma indolor e rápida, pois ela é menor do que o bebê e não tem ossos. ■

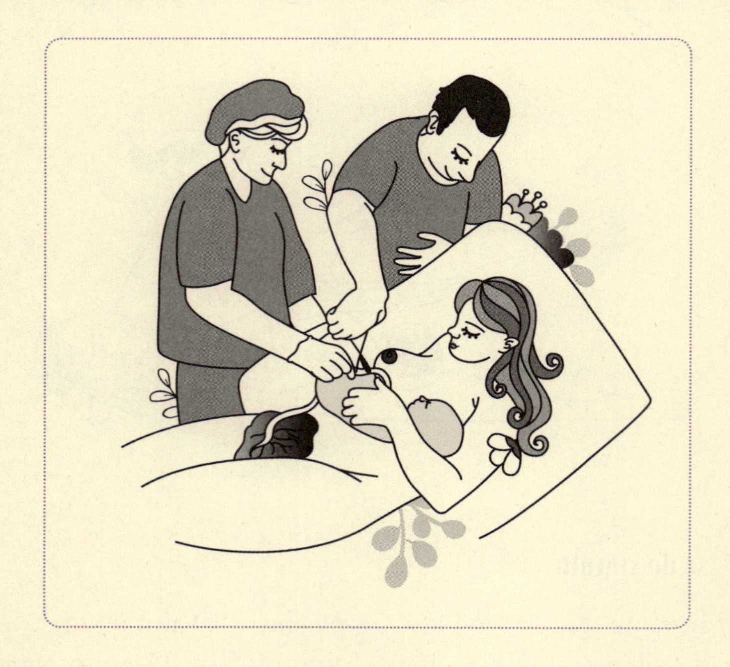

CAPÍTULO 7

# Tipos de parto

A VINDA DO SEU FILHO ao mundo pode ocorrer de diversas formas, ou seja, há vários tipos de parto. Essa é uma informação desconhecida por muitas pessoas, que acreditam que só existem cesariana ou parto normal. Aliás, cesariana não chega nem a ser um tipo de parto: no Brasil ela se institucionalizou tanto, que as pessoas acham que se trata de uma forma natural de o bebê nascer. Na verdade, a cesariana é uma cirurgia, ainda que também possa ser humanizada.

Para se definir qual tipo de parto é o que a deixa mais confortável, a melhor maneira é se informar. A seguir, descreveremos todos os tipos de parto que podem ser uma opção da mulher.

## Parto normal

No Brasil, parto normal é também chamado de parto vaginal ou, ainda, tradicional. No entanto, a prática por aqui tem vários procedimentos inadequados. Em geral, ao sentir as primeiras contrações, a parturiente vai diretamente à maternidade. Os problemas começam logo na chegada, quando ela é conduzida a uma sala de admissão, na qual é obrigada a ficar deitada, sendo submetida a uma avaliação dos sinais vitais, a uma cardiotocografia (para medir os batimentos cardíacos do bebê e as contrações) e a um exame de toque para avaliar a dilatação. Nessa sala, ela também tem que responder a um questionário. Isso ativa o lado mental, que prejudica o processo do trabalho de parto. Enquanto isso, o(a) acompanhante tem a incumbência de cuidar da internação, deixando de ficar ao lado da mulher. Além de todo esse desconforto, a gestante é obrigada a tirar toda a sua roupa e seus objetos pessoais e a vestir uma camisola com abertura traseira, expondo suas nádegas.

Ao chegar mais cedo, antes mesmo de se começar o trabalho de parto ativo, ela acaba desencadeando todo um processo de intervenções, muitas vezes desnecessárias. Inicialmente punciona-se uma veia para se instalar um soro com ocitocina, visando à aceleração do trabalho de parto. Em seguida, ela é levada em uma cadeira de rodas a um centro obstétrico, onde ficará deitada sobre uma maca, aguardando o aumento das contrações. Com isso, a gestante tem uma sensação de incapacidade.

Mesmo que o trabalho de parto seja longo, é vedada qualquer ingestão de líquido ou alimento, o que pode deixá-la com sede e fome. Com a posição deitada, as dores aumentam, o que normalmente leva a parturiente a solicitar uma analgesia. Isso pode prejudicar o trabalho de parto, pois ela deixará de sentir as contrações, dificultando o movimento de fazer força na fase do expulsivo. A gestante é também obrigada a fica na posição de litotomia, ou seja, deitada de barriga para cima, com as pernas suspensas e presas a perneiras. Essa posição dificulta o movimento natural da mulher, pois age contra a gravidade, levando-a a fazer força para cima, diminuindo a abertura da pelve e comprimindo o cóccix (o espaço para a passagem do bebê diminui em 50%). Além de tudo isso, a posição de litotomia pode levar à alteração dos batimentos cardíacos do bebê. Em geral, os médicos utilizam a Manobra de Kristeller – que consiste em empurrar a barriga da mulher –, usam o fórceps e fazem episiotomia (corte no períneo).

Ao nascer, corta-se imediatamente o cordão umbilical, mesmo que este ainda esteja pulsando, o que impede que o bebê continue recebendo sangue com oxigênio da placenta enquanto seu sistema respiratório começa a funcionar. O recém-nascido também passa por uma série de intervenções desnecessárias. Uma delas é a aspiração das vias aéreas, que consiste na colocação de uma cânula aspirando as secreções do bebê na boca e nas narinas, ação que ele poderia fazer naturalmente. Além disso, pinga-se nitrato de prata ou um antibiótico nos olhos do bebê, com o intuito de se precaver caso a mãe tenha contraído gonorreia ou clamídia. Esse procedimento é dolorido e ainda pode causar conjuntivite química. Por fim, injeta-se vitamina K para a prevenção da doença hemorrágica do recém-nascido, o que poderia ser feito oralmente. Ele é ainda pesado e, por mais inconveniente que seja, medido, o que poderia ser realizado no dia seguinte, pois ao nascer ele tende naturalmente a ficar encolhido. Somente após todos esses procedimentos é que o bebê é levado até a mãe, com quem fica por alguns minutos até que ela vá para a sala de recuperação e ele para o berçário. Eles ficarão separados durante aproximadamente seis horas.

### Depoimento

*Após uma cesariana indesejada e desnecessária dois anos antes, tive a chance de lutar por um parto normal. Apesar de ter encontrado um médico que se dizia defensor da humanização, ele nada me preparou para um parto roubado. O que era para ser um evento simples e fisiológico transformou-se em um festival de intervenções que eu jamais poderia esperar. Fui mantida na cama deitada, sem meu acompanhante, em jejum e sem água, em uma sala fria e solitária por horas a fio. Recebi exames de toque e olhares de desaprovação pela dilatação "lenta demais" e por estar "descompensada", situação que foi resolvida com uma anestesia peridural na coluna. Após a bolsa rompida artificialmente e a rápida dilatação pelo efeito da ocitocina sintética, fui colocada em posição ginecológica e obrigada a fazer força mesmo sem os puxos, com dedos em minha vagina o tempo todo. E, por fim, fui cortada [episiotomia] após vinte minutos de período expulsivo, e meu vigoroso bebê foi levado chorando para longe, sem que eu tivesse a chance de tocá-lo. Foram seis meses para superar a episiotomia. Levei um ano para entender o tanto que fui assaltada de meu direito de parir em paz. Apesar de ter sido, sem dúvida, um parto muito melhor do que a cesárea anterior, eu poderia ter tido um parto natural, sem intervenções, já que não houve em nenhum momento algum sinal de risco. Apenas estamos, o tempo todo, sujeitas aos cacoetes da assistência. Aos dedos nervosos e ao bisturi rápido. Assim foi para mim e continua sendo para quase todas as mulheres brasileiras.*

Ana Cristina Duarte *é obstetriz, mãe de Júlia e Henrique, ativista pelos direitos das mulheres na gestação, no parto e no puerpério, parteira domiciliar, empresária e autora. É criadora e atual coordenadora do Simpósio Internacional de Assistência ao Parto (Siaparto).*

## Parto humanizado

Como deixo claro no próprio título deste livro, não tenho dúvida de que o parto é da mulher. Ela é quem, de fato, deve assumir o comando, tomando as decisões e fazendo suas escolhas. Para que possa fazer tudo isso de forma segura, deve se informar sobre as características de cada tipo de parto, suas vantagens e desvantagens. Em poucas palavras, esse é o ponto de partida do parto humanizado.

Nesse tipo de parto, a mulher é respeitada nas suas escolhas, devendo ser acompanhada por um profissional que tenha um trabalho baseado em evidências científicas. Essas definições começam pelo local onde deseja parir. Em uma maternidade? Ou prefere um parto domiciliar ou em uma casa de parto, caso seja uma gestação de baixo risco?

A humanização deve se manifestar também durante a internação. Ou melhor, até antes dela. A parturiente pode ser acompanhada por uma doula de sua escolha desde o começo do trabalho de parto, quando ainda se encontra em casa. Quando as contrações começam a se acelerar, é o momento de a obstetriz deslocar-se até a sua residência. Ali ela realiza o exame de toque, avalia os sinais vitais e ausculta o coração do bebê na posição que a mulher se sente mais confortável. Somente quando a obstetriz se certifica de que a gestante entrou na fase ativa (a partir de cinco centímetros de dilatação) é que ela é orientada a se dirigir à maternidade. Mas como o parto é da mulher, se ela desejar, poderá ir a qualquer momento, mesmo antes de ser examinada pela obstetriz.

Na chegada à maternidade, a gestante, sem ficar separada do(a) companheiro(a), realiza os procedimentos de internação e então caminha, sem uso de cadeira de rodas ou maca, até a sala de parto. Quanto ao questionário a ser respondido para a internação, sugerimos que a parturiente o obtenha antecipadamente para poder respondê-lo em casa, antes do trabalho de parto, evitando, com isso, o prejuízo do seu ritmo natural. No parto humanizado ela não é obrigada a receber analgesia, mas, caso seja seu pedido, pode tomá-la. Ela também terá liberdade em optar pela posição que se sinta mais confortável durante o trabalho de parto e o parto. Além disso, não irá acelerar desnecessariamente seu trabalho de parto com ocitocina. Ainda em contraponto ao parto normal, não será realizada a Manobra de Kristeller e a episiotomia. A gestante não precisará se despir nem se desfazer de seus objetos pessoais. Ela poderá comer e beber quando sentir necessidade. A gestante ainda poderá, se desejar, escutar músicas de sua escolha. Para que fique mais relaxada, deixa-se o ambiente menos iluminado, mais na penumbra. Por sua vez, a ausculta do bebê é intermitente, o que proporciona mais mobilidade à grávida, podendo fazer uso de chuveiro, banheira, bola, etc. Durante todo esse tempo, o(a) seu/sua acompanhante e a doula, ambos de sua livre escolha, poderão permanecer ao seu lado. A doula lhe dá apoio físico e emocional, podendo, entre muitas ações, massagear suas costas, dizer palavras positivas, fazer bolsa de água quente e até ajudar a encontrar posições mais confortáveis. Por sua vez, o(a) companheiro(a) poderá encorajá-la, revezar as massagens com a doula, servir de apoio em algumas posições e acalmá-la com a simples prática de respirações ritmadas que possam fazer juntos(as). Mas, acima de tudo, o mais importante é que ele(a) a respeite, aceitando todas as suas decisões, mesmo que seja um pedido para ficar sozinha.

Ao nascer, o bebê fica em contato direto com a mãe, sendo estimulada a amamentação na primeira hora de vida. Aguarda-se que o cordão umbilical pare de pulsar para, então, cortá-lo. O pai é incentivado a fazer esse procedimento, simbolizando uma entrega do recém-nascido ao mundo. Caso não seja necessária, a aspiração não é realizada. Não se pinga nitrato de prata ou antibiótico oftálmico caso a mulher não tenha gonorreia, e o casal ainda pode decidir se deve ser administrada vitamina K no filho.

### Depoimento

*O palco precisava ser montado. Primeiro inflei a banheira com um fole, armando-a no centro do nosso quarto. Depois eu a enchi com água quentinha, em torno de 37º C. Por fim, deixei o ambiente à meia-luz. E então, ela entrou. Como a grande estrela daquele show, ela logo tomou conta da cena. Vi na água sua face refletida por um generoso feixe de luz. Ela parecia uma leoa. Mais do que gritar de dor, ela parecia rugir: sentia um prazer em lutar em prol da vida. Ao redor do palco uma plateia apenas assistia: o médico, a doula, a enfermeira obstetra e a mãe. E, de repente, João Pedro veio ao mundo. Cristina, uma Rainha Leoa, levantou seu filho como um troféu. E mostrou ao mundo como uma mulher pode ser capaz de celebrar sua caminhada sendo a verdadeira dona do seu destino. E eu, marido, não me senti um mero contrarregra daquele show. Muito mais do que isso: me senti orgulhoso em dar suporte àquele verdadeiro Espetáculo da Vida.*

Beto Junqueyra, *editor e escritor, pai de Felipe, Bruno, Mônica, Miguel e João Pedro*

## Parto domiciliar planejado

Esse tipo de parto é a essência da humanização, pois ocorre no aconchego do lar, onde a gestante sente-se muito mais à vontade. Ele é um direito da mulher! De início, podemos dizer que, com base em evidências científicas, ele é considerado tão seguro quanto o parto hospitalar para mulheres de risco habitual (em outras palavras, aquelas que não apresentam gestação de alto risco). Ele também proporciona mais satisfação à gestante. É importante sempre lembrar que não há nenhum evento que não esteja livre de algum risco, por menor que seja.

A lista de benefícios é extensa. Começa com o local, pois a mulher não precisa sair da sua casa. Afinal, nada melhor do que parir no seu ambiente, num espaço familiar, rodeado de pessoas de sua confiança e que já têm algum vínculo com você. Além disso, você pode se locomover pelos cômodos da casa livremente; comer e beber quando sentir necessidade; preparar uma banheira; ir ao chuveiro e tomar uma ducha pelo tempo que sentir vontade; trajar a roupa que a deixar mais confortável ou mesmo ficar nua, sem precisar vestir as incômodas camisolas de hospital; colocar uma música de fundo da sua preferência; ajustar a luminosidade dos aposentos de uma maneira que te acalme. Enfim, aquela é a sua casa, e ali quem manda é você.

Uma questão também relevante é que no parto domiciliar planejado não é usado nenhum tipo de medicação durante o trabalho de parto. Isso também faz desse tipo de parto uma escolha mais segura. Mas caso a mulher peça analgesia, ela terá de ser transferida para o hospital, pois qualquer medicação utilizada gera maiores riscos, como os de prolongar o trabalho de parto, exigir uma maior instrumentalização (uso de fórceps e vácuo-extrator), levar a uma cesárea e, por fim, causar uma forte dor de cabeça após o parto e diminuir o batimento cardíaco do bebê.

Outro ponto favorável do parto domiciliar planejado é o seu menor índice de infecção, pois você já deve ter criado uma boa imunidade aos micróbios presentes na sua casa. Isso não ocorreria em hospitais, onde há uma infinidade de bactérias muito mais resistentes, às quais você e seu bebê estarão muito mais expostos.

Essa longa lista se refere aos benefícios do trabalho de parto. No entanto, as vantagens do parto domiciliar planejado se estendem também ao pós-parto, quando o bebê usufruirá de um ambiente muito mais acolhedor. Em sua residência ele não será separado de você em nenhum momento, aumentando seu vínculo e proporcionando uma amamentação desde o primeiro momento de vida; não passará por procedimentos desnecessários; não correrá o risco de ser trocado no berçário e, sem dúvida, nascerá num ambiente que não lhe é estranho, afinal, é provável que ele tenha passado ali boa parte da gravidez.

Como em todos os partos, aqui também é aconselhável ter o apoio de uma doula, que proporciona suporte físico e emocional durante todo o trabalho de parto. Conhecer a doula com antecedência gera um vínculo importante para todo esse apoio.

Quando começa o trabalho de parto, em geral a parturiente chama a doula, que chega ainda no início e proporciona apoio físico e emocional durante todo o processo. Ela também pode ajudar o casal a perceber o intervalo das contrações e avisar a parteira que, por sua vez, dirige-se à residência para avaliar a evolução do trabalho de parto. Ao chegar, ela ausculta o bebê (verifica os batimentos cardíacos); mede as contrações; faz exame de toque, quando necessário; avalia os sinais vitais, como pressão arterial, temperatura e pulsação. Se concluir que o trabalho de parto já se encontra na fase ativa, ela chama a outra parteira e descarrega todo o seu material do carro (luvas, oxigênio, equipamento de emergência para o bebê, banqueta de parto, drogas para hemorragia, material de sutura, sonar, banheira inflável, bola, entre outros).

A parteira acompanha a evolução das contrações e anota tudo num prontuário. A ausculta do bebê é feita em média a cada trinta minutos e, no período expulsivo, em intervalos menores, de cinco a quinze minutos. A obstetriz também ajuda em outras tarefas, tais como inflar a banheira e enchê-la de água quente, orientando a gestante sobre o melhor momento de usá-la. Ao final, quando chega a fase do expulsivo, ou seja, no momento em que a parturiente tem vontade de fazer força, há uma movimentação mais intensa. A parteira prepara, então, um espaço adequado para recepcionar o bebê. Nesse local estará todo o material para reanimar o recém-nascido, caso seja necessário. Mas não se esqueça de que o parto pode ocorrer onde e na posição que a gestante desejar. Pode ser na banheira, no chuveiro, na banqueta, na cama, enfim, onde ela se sentir melhor naquele instante.

Ao nascer, o bebê vai diretamente para o colo da mãe e é enxugado e avaliado pela parteira e/ou pediatra, quando houver. A grande maioria dos bebês (90%) nasce bem e permanece com a mãe, ainda ligado ao cordão umbilical. Aqueles que eventualmente necessitam de algum cuidado especial (10%) são colocados em uma mesa montada ao lado da mãe, onde são atendidos pela equipe. Desses 10%, apenas 1% precisará de transferência para o hospital.

Assim que o bebê nasce, é estimulada a amamentação, que também ajuda o útero a contrair e, consequentemente, a expelir a placenta, que é avaliada pela obstetriz. A profissional também verifica o sangramento e se há necessidade de suturar o períneo. Esse procedimento também é feito pela parteira, com material estéril e anestésico local.

Quanto ao cordão umbilical, pergunta-se ao companheiro se ele deseja cortá-lo, pois trata-se de um ritual marcante de entrega ao mundo. Em geral isso ocorre após a saída da placenta. Depois de estabelecer um vínculo com a mãe, o bebê é examinado, pesado e vestido com uma roupa escolhida pelos pais. Esse é o momento de se oferecer algo para a mãe comer e beber. Ela também poderá se acomodar onde quiser e curtir seu filho com a família. Enquanto isso, as parteiras organizam a casa, limpando o local do parto e recolhendo todo o seu material. Em geral, as obstetrizes permanecem no local por mais três horas para observar o estado do bebê e da mãe (puerpério imediato).

A vida segue naturalmente, com mais um integrante na família!

É fundamental ressaltar que esse tipo de parto é recomendado para as gestações de baixo risco, ou seja, que não tenham passado por nenhuma complicação durante a gravidez, como pressão alta, diabetes gestacional, pré-eclâmpsia (doença hipertensiva da gestação), placenta prévia (que cobre ou fica muito próxima do colo do útero, impedindo a passagem do bebê), gestação gemelar, etc. Além disso, o bebê precisa estar a termo (entre 37 e 42 semanas) e na posição cefálica (com a cabeça voltada para baixo). Muitos profissionais não recomendam o parto domiciliar para mulheres que já tiveram uma cesárea anterior, por conta do risco de ocorrer uma ruptura uterina, embora esse evento seja raro (0,5% dos casos). É igualmente importante que a parturiente tenha um hospital de referência e que esteja localizado a no máximo trinta minutos de sua residência.

Para que se possa avaliar riscos e orientar em todas as questões sobre o parto domiciliar, é necessário que a gravidez tenha o acompanhamento de uma obstetriz (parteira urbana). Essa profissional está apta a realizar o pré-natal de baixo risco e a avaliar as condições psicofísicas e emocionais da mãe e do bebê. Ela também verifica se a gravidez é de risco habitual para que o parto possa ser domiciliar. É uma profissional com formação superior, especializada em dar assistência à gestante e ao recém-nascido, colaborando para a redução da mortalidade materna e dos índices de partos operatórios. A obstetriz atende o pré-natal, o parto natural e o pós-parto. Uma palavra-chave para reduzir os riscos é "planejamento", que pode ser feito com o acompanhamento de uma obstetriz desde o início da gravidez, estabelecendo-se também um vínculo maior entre a profissional e a mulher. Com isso, a gestante ganha mais segurança para tomar decisões, fazer prevalecer suas escolhas e ter um parto mais seguro. Essa segurança será ainda maior uma vez que os partos domiciliares têm o suporte de uma segunda obstetriz ou de uma enfermeira obstetra durante o trabalho de parto. Há também a possibilidade de se contar com o auxílio de um pediatra neonatal. Essa é uma decisão do casal. A presença desse profissional pode fazer diferença em 1% dos casos, nos eventos em que há necessidade de se entubar o bebê, pois esse procedimento só pode ser realizado por ele. Nas situações em que for necessário realizar a reanimação neonatal, a obstetriz e a enfermeira obstetra estão preparadas para fazê-lo. Por fim, tenha sempre em mente que no Brasil há uma rejeição ao parto domiciliar, sobretudo pelos médicos, e que, se houver necessidade de uma transferência para o hospital, a equipe de plantão que a receber poderá agir de forma totalmente contrária aos princípios da humanização.

**Depoimento**

*Decidi parir em casa porque desejava receber meu filho com o mesmo amor que o concebeu. Com a mesma intimidade, respeito e entrega. Entre sons já conhecidos, cheiros de lar e temperatura acolhedora. No nosso ninho. Caminho de amor, conexão, informação e consciência. Transcendente e empoderador. Uma das melhores escolhas da minha vida.*

Ana Carol Machado, *atriz, escritora e mãe de Francisco*

## Parto em casas de parto

Casas de parto são locais de atendimento à gestante de baixo risco. Nelas os partos são realizados por obstetrizes e enfermeiras obstetras. Assim como no parto domiciliar planejado, não há intervenção de médicos. Esses espaços são dotados com equipamentos e materiais indispensáveis ao atendimento da gestante e do recém-nascido. Além disso, contam com a disponibilidade de uma ambulância para transferir, se necessário, a gestante a um hospital de referência. As condições e o passo a passo desse tipo de parto são muito semelhantes às do parto domiciliar planejado. No Brasil há apenas cinco casas de parto: duas em São Paulo (Casa Angela, que faz atendimentos particulares e pelo SUS; e Casa do Parto de Sapopemba, que atende somente pelo SUS), uma no Rio de Janeiro (David Capistrano Filho, em Realengo), uma em Brasília (Casa do Parto de São Sebastião) e uma em Salvador (Mansão do Caminho). Se você deseja se aprofundar mais nesse tipo de parto e tem facilidade de acesso a esses locais, recomendo que visite uma dessas casas. Você certamente será muito bem acolhida.

### Depoimento

*Era bom demais para ser verdade! Em um primeiro de abril com o pôr do sol mais lindo que já vi na vida, cruzei a cidade em direção a esse lugar de luz para dar à luz. Lugar onde encontrei aprendizado, troca, apoio, doação, encorajamento, assistência, amor. Amor puro, genuíno... Desde o acolhimento, todo o pré-natal, cursos, fisioterapia, até o nascimento do meu filho pude vivenciar os mais diversos tipos de experiências maravilhosas, como olhar para partes do meu corpo que nunca havia olhado antes e enxergar beleza... Quebrei tabus, me livrei de travas e descobri que sou muito forte, sábia... Tudo isso graças a esse atendimento incrível que tive o privilégio de receber. Como pode não existir mais casas de parto como a Casa Angela, em São Paulo, neste país?*

Márcia de Oliveira, *atriz e mãe de Dominic*

## Parto de cócoras

Presente em diversas culturas desde a Antiguidade e na nossa tradição indígena, o parto de cócoras é uma das escolhas que a mulher pode fazer na hora de parir (se ela se sentir mais segura e confortável, pode optar por ficar na posição deitada, em quatro apoios, em pé ou de joelhos).

Esse tipo de parto pode acontecer em vários locais, tanto no hospital como em casa ou em uma casa de parto. Ele apresenta muitas vantagens, pois nessa posição o cóccix (osso do final da coluna vertebral) abre 30% mais, facilitando a passagem do bebê. Nela também há a ajuda da ação da gravidade, muito mais natural do que o ato de empurrar o bebê no sentido horizontal, como é feito quando a mulher se encontra deitada. Tudo isso reduz o tempo de parto; não diminui os batimentos cardíacos do bebê, pois não pressiona a veia cava, que traz o retorno sanguíneo da grávida para o coração; dá mais segurança à gestante, que se sente no comando do parto; e proporciona uma participação mais ativa do(a) companheiro(a), que pode se sentar atrás dela. Além desses benefícios durante o parto, a posição de cócoras facilita a saída da placenta. A banqueta de parto, muito usada nos partos humanizados, é uma adaptação da posição de cócoras, mas com apoio.

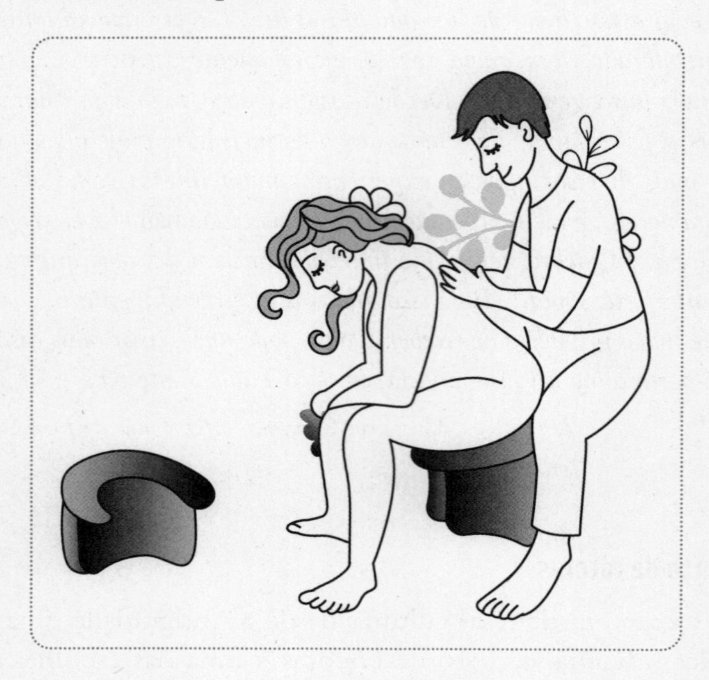

### *Depoimento*

*Sexta-feira, 15 de setembro de 1989. Duas e trinta da madrugada. Rio de Janeiro. Eu tinha certeza que minha filha, minha primeira filha, nasceria naquele dia. Havia me preparado muito para aquele momento. Aulas de yoga com a Fadynha, caminhadas, ginástica, natação e muitas, mas muitas leituras para me informar sobre a melhor forma de parir. Sabia que seria capaz. Eu queria parir de cócoras. Como uma índia. Ligação com antepassados? Possivelmente. Acordei com vontade de fazer xixi e logo vieram as contrações. Minha mãe, sempre presente, fez uma hipnose, falando palavras positivas. Eu mal me dei conta de que em pouco tempo já estava na clínica. Tudo acontecia muito rápido. Minha doula ajudou, orientando-me nas respirações e fazendo massagens. Em seguida, fiquei com vontade de fazer força; posicionei-me de cócoras, apoiada no companheiro, e então Mônica veio ao mundo, empelicada [nasceu dentro da bolsa]: dizem que isso é sinal de sorte. Deve ser sim. Afinal, ela é uma filha que me dá orgulho por tudo o que é hoje, quase trinta anos depois.*

Cristina Balzano, *fisioterapeuta, professora de yoga e obstetriz; mãe de Mônica, Miguel e João Pedro*

## Parto na água

A água proporciona relaxamento à mulher e alívio da dor, sobretudo na região lombar. Para o bebê, esse tipo de parto é mais suave, pois ele se assemelha bastante ao meio líquido em que ele se encontrava no útero. Inicialmente o nascimento na água deixa algumas pessoas apreensivas em relação ao risco de o bebê engolir água e a forma como ele conseguirá respirar submerso. Porém, tenha em mente que, enquanto o bebê está nesse meio líquido, ele não respira pelo pulmão, pois recebe o oxigênio por intermédio do cordão umbilical. Isso só vai acontecer quando ele entrar em contato com o ar, após sair da água, pois a partir daí o pulmão dele vai se expandir e então ele começará a respirar.

Caso o local não possua uma banheira confortável para a parturiente, há a possibilidade de se instalar um modelo inflável. Recomendo as banheiras com mais de trezentos litros de capacidade e com pelo menos cinquenta centímetros de altura, suficiente para cobrir a barriga da mulher, proporcionando o relaxamento desejado. A água deve ser mantida a uma temperatura em torno de 36°C. Normalmente se pede à mulher que coloque a mão na água para sentir se a temperatura está confortável. Se houver espaço e for desejo da parturiente, o(a) acompanhante também pode entrar na banheira, dando-lhe mais suporte. Recomenda-se que, caso sejam eliminadas fezes involuntariamente, utilize-se uma peneira para retirá-las.

É importante escolher o melhor momento de se entrar na água, pois esta é tão relaxante que pode parar o trabalho de parto ou ainda espaçar as contrações. Para algumas mulheres o momento ideal ocorre quando elas estão na fase de transição, ou seja, a partir dos oito centímetros de dilatação. No entanto, há parturientes que sentem essa necessidade mais cedo, com seis centímetros de dilatação, que é o começo da fase ativa.

Outra situação que pode acontecer é a mulher, na fase inicial do trabalho de parto, ter muitas contrações e pouca dilatação, geralmente causada por medo e tensão. Nesse caso, a entrada na banheira pode ajudar a espaçar as contrações, tornando o trabalho de parto mais suportável.

No período expulsivo, se for desejo da mulher, o bebê pode nascer na água, pois as contrações ficam mais suaves e ele pesa menos sobre o colo do útero. A água quente deixa o períneo mais relaxado, diminuindo o risco de laceração. No entanto, algumas vezes elas podem, instintivamente, sair da banheira nesse momento, optando por um outro local e posição.

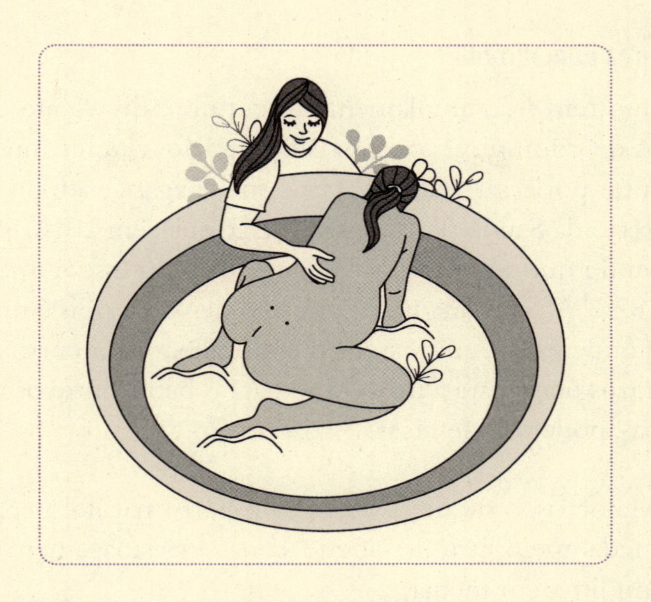

### *Depoimento*

*Jamais pensei em dar à luz na água, afinal, terrena como sou, cócoras seria mais lógico no meu imaginário. No primeiro parto, a rotura da bolsa das águas no marco zero do trabalho de parto já prenunciara o modo como Gabriel viria ao mundo. Com cinco centímetros de dilatação, após sugestão da doula para que eu entrasse na banheira, a água quentinha reduziu substancialmente o desconforto das ondas que vinham e iam para trazer meu filho ao mundo. De lá não quis mais sair. Fiquei ao todo mais de quatro horas quase que totalmente imersa. Durante o expulsivo de um pouco mais de uma hora, acompanhei a saída lenta da cabeça, depois dos ombros e do corpo, em contrações distintas. Sentia a água protegendo o períneo, aliviando tensões e me abraçando por completo, abençoando por fim o encontro há tanto esperado. Já no nascimento da Catarina, três anos depois, baseada na primeira experiência, não imaginei outra forma de parir. Dessa vez em casa, parto a jato, a água só teve a função de receber minha pequenina que, da mesma forma que o irmão, veio em duas contrações distintas, potentes e novamente transformadoras.*

Renata Cavalcante Kuhn dos Santos,
*pediatra, mãe de Gabriel e Catarina*

### Cesárea humanizada

Como tem sido amplamente discutido e divulgado em todos os meios de comunicação, o Brasil é um dos líderes mundiais de nascimentos por cesariana, com taxas que chegam a atingir, segundo o Ministério da Saúde (Portalms.saude.gov.br), em 2016, 55,5% dos partos, sendo que na rede privada de São Paulo esse número ultrapassa os 82%! A cesariana não é um tipo de parto, pois é uma cirurgia de grande porte, com riscos e consequências a curto, médio e longo prazos tanto para a mãe como para o bebê. Entre os inúmeros problemas, podemos destacar:

- Maior risco de hemorragia (no parto natural perde-se em média meio litro de sangue. Já na cesariana, a perda chega a um litro, em média);
- Maior índice de prematuridade;
- Maior risco de infecção;
- Maior incidência de problemas respiratórios para o bebê, pois o pulmão é o último órgão a amadurecer;
- Tendência de demora na descida do leite, podendo prejudicar a amamentação;
- Prejuízo ao vínculo mãe-bebê por causa do efeito da anestesia;
- Maior risco de trombose para a parturiente;
- Maior lentidão na recuperação da mãe;
- Maior risco de obesidade quando o recém-nascido chegar à adolescência;
- Maior incidência de depressão pós-parto.

Além dessas complicações, esse ato cirúrgico deixa a mulher totalmente passiva, quando deveria ser a grande protagonista. Inicialmente ela é levada de maca ou cadeira de rodas ao centro cirúrgico, onde é conduzida a uma mesa de cirurgia. Ali ela recebe a anestesia sentada ou deitada de lado. Em seguida, é deitada de costas novamente. É nessa posição que se coloca uma sonda urinária. Seus braços ficam presos a dois suportes laterais, para que não haja risco de contaminação. Ergue-se um pano estéril à frente do seu rosto para aumentar a assepsia e evitar que ela veja a operação. Após uma limpeza, a cirurgia é finalmente iniciada quando o obstetra corta várias camadas até chegar ao útero. Depois desse procedimento, o anestesista empurra a barriga por cima e o obstetra puxa o bebê pelo corte debaixo. Ao nascer, o bebê é apenas mostrado à mãe e levado imediatamente por um pediatra neonatal a um berço aquecido. O obstetra fecha então o corte, e nesse final de cirurgia é comum a mulher receber uma dose de sedativo para que possa dormir. Antes de adormecer, no entanto, ela ainda vai sentir um cheiro de queimado, provocado pelo bisturi elétrico.

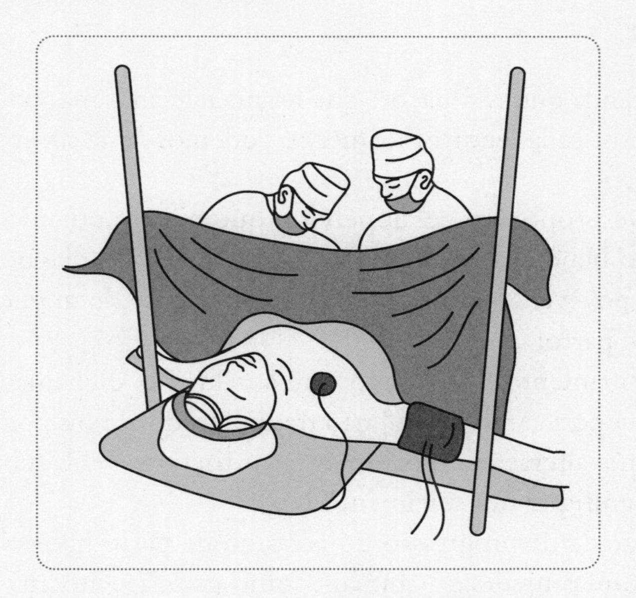

Após a cirurgia, a mãe fica algumas horas em uma sala de recuperação em observação. Só depois é que vai para o quarto. Ela só vai ver o bebê de quatro a seis horas mais tarde, para a primeira amamentação.

Como você pode notar, seu papel e seus desejos são mínimos, contrapondo-se aos vários tipos de partos humanizados apresentados anteriormente.

No entanto, há casos em que a cesariana é necessária e salva vidas (da mãe e do bebê). De acordo com a Organização Mundial da Saúde (OMS), esse índice é de 10% a 15%. É aqui que entra a *cesárea humanizada*, que, antes de tudo, é uma cesárea necessária. Ela ocorre em algumas situações, entre as quais podemos destacar:

- Prolapso de cordão (cordão sai antes do bebê);
- Placenta prévia, total ou centro-parcial (a placenta cobre o colo do útero);
- Descolamento prematuro da placenta (a placenta descola antes de o bebê nascer);
- Apresentação transversa ou córmica (bebê atravessado no útero);
- Herpes genital com lesão ativa no momento do trabalho de parto.

Há ainda outras situações que levam à cesárea, mas que não raro são diagnosticadas equivocadamente. Podemos destacar, entre outras:

- Desproporção cefalopélvica, que ocorre quando a cabeça do bebê é maior que a pelve da mãe. Esse diagnóstico não é possível ao longo da gravidez, somente durante o trabalho de parto;
- Sofrimento fetal agudo, que atualmente é chamado de frequência cardíaca fetal não tranquilizadora, pois pode ocorrer uma alteração do batimento cardíaco do bebê, sem que isso signifique um sofrimento fetal;
- Parada de progressão do trabalho de parto não solucionada com as medidas habituais, como uso da ocitocina e rompimento da bolsa. Não se recomenda apressar um trabalho de parto se mãe e bebê estão bem.

Para se humanizar uma cesariana, pode-se recorrer a algumas providências que, apesar de simples, minimizam os aspectos dessa cirurgia:

- Diminuir a claridade do ambiente, mantendo-se ligado apenas o foco de luz cirúrgico;
- Colocar uma música tranquila, de gosto da mulher, que acalme tanto ela como a própria equipe;

- Permitir que o bebê vá diretamente para os braços da mãe, passando por baixo do campo cirúrgico, desde que, naturalmente, ele tenha nascido em condições saudáveis, o que ocorre na maioria das vezes;
- Não prender os braços da mulher para que ela possa pegar o bebê assim que ele nascer e amamentá-lo;
- Não deixar o bebê ir para o berçário, mantendo-o com a mãe tanto na sala de cirurgia como na sala de recuperação e no quarto;
- Deixar que a mulher fique o tempo todo com o acompanhante de sua livre escolha.

### Depoimento

*Após dez horas em trabalho de parto, soube que eu e minha filha teríamos que passar por uma cesárea de urgência. Com pouco líquido amniótico e 41 semanas de gravidez, Dr. Jorge Kuhn optara por tentar induzir o parto normal. Mas a combinação de mecônio e pequena dilatação depois de tantas horas tentando levou àquela decisão. Meu sentimento foi de frustração e tristeza. Durante todos os meses anteriores, eu idealizara outro desfecho. Lembro de ser levada para o centro cirúrgico chorando, sentada em uma cadeira de rodas, e cruzar com uma outra mulher que se preparava para um parto normal, feliz. A sala era gelada, mesas de alumínio, luz branca, o oposto da acolhedora sala* delivery. *Foi então que compreendi todo o valor de ter escolhido minha equipe de parto humanizado. Dr. Jorge, Cris e a minha amada doula Raquel Oliva me acolheram, seguraram minha mão, me deram carinho e segurança para trazer a Olívia ao mundo daquela maneira inesperada. Fui tratada com respeito profundo e muita delicadeza. Nunca vou esquecer da sensação exata que tive quando minha mão direita tocou a pele da Olívia pela primeira vez, assim que ela foi tirada de dentro de mim e trazida para o meu peito. Foi uma hora e meia de amamentação e o mais puro amor que já senti.*

Vanessa Adachi, *jornalista e mãe de Olívia*

## Parto pélvico

Bebê sentado na barriga da mãe, sem estar com a cabeça para baixo: essa é a posição típica do parto pélvico, que, quando se espera até o final da gestação, ocorre em cerca de 3% dos casos. Mas esse número é, na verdade, bem maior no Brasil, pois, em geral, ao constatarem essa posição, os obstetras decidem marcar a cesariana. Com isso, ao não se respeitar o tempo do bebê, são realizadas muitas cesarianas desnecessárias.

Até 30 semanas, o bebê ainda tem muito espaço no útero e acaba se movimentando bastante. Já no período entre 30 e 36 semanas, em geral ele naturalmente, se posiciona com a cabeça para baixo. No entanto, é importante salientar que isso pode ocorrer mesmo após as 36 semanas ou até durante o trabalho de parto. Caso ele ainda esteja sentado após 30 semanas, há algumas posturas de yoga e exercícios da técnica *Spinning Babies* que facilitam a virada do bebê, conforme você pode verificar no Capítulo 3 deste livro.

Mesmo que seja necessária uma cesariana, a posição pélvica dificulta essa cirurgia. Por isso, é sempre aconselhável tentar virar o bebê. Há outras formas de virar a posição do bebê que podem ser utilizadas de maneira separada ou combinada, como acupuntura ou moxabustão no ponto B67, após a 33ª. semana, por sete dias consecutivos. Isso aumenta os movimentos fetais, colaborando para o posicionamento cefálico. A homeopatia também pode colaborar, com doses adequadas de Pulsatilla.

Se após 37 semanas seu bebê ainda permanecer na posição pélvica, você pode tentar a Versão Cefálica Externa (VCE). Essa manobra, feita pelo obstetra com as mãos sobre a barriga da gestante, consiste em virar o bebê para a posição cefálica. É recomendável que seja feita em um hospital, pois não é isenta de riscos, ainda que eles sejam menores do que os de uma cesárea ou mesmo de um parto natural pélvico. Se mesmo com essa manobra o bebê não virar, a gestante pode ainda parir naturalmente, mas deve ter em mente que é fundamental que o médico tenha experiência nesse tipo de parto.

No caso de um parto natural pélvico, recomenda-se que seja realizado em um hospital e que a gestante fique na posição "quatro apoios", na qual as costas do bebê ficam viradas para a barriga da mãe. Essa posição diminui o risco de complicações na saída da cabeça do bebê. Aqui, o médico não deve colocar as mãos, deixando que o bebê nasça sozinho, a não ser que haja alguma intercorrência. Se o obstetra não tem experiência no parto pélvico, é mais aconselhável que seja feita uma cesariana.

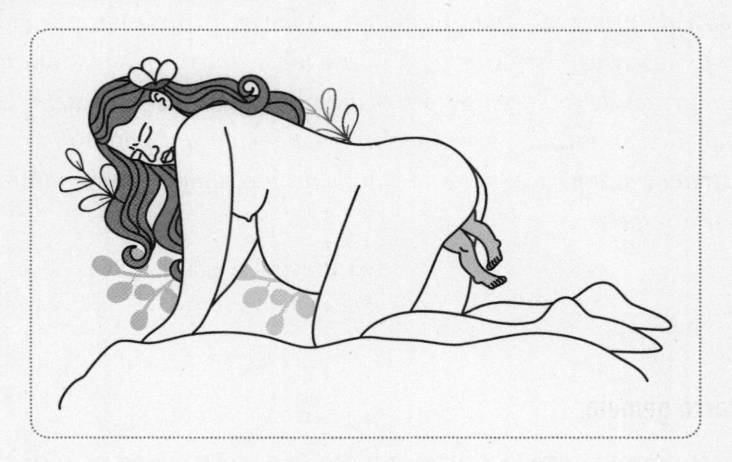

**Depoimento**

*Em minha experiência, mais difícil do que dar naturalmente à luz um bebê pélvico foi chegar até essa decisão. Há um longo caminho de dúvidas, medos, buscas pelo conhecimento e por profissionais capacitados para atender mulheres em tal condição. Vivemos, durante longo período da gestação, sensações de encorajamento alternadas com o abatimento carregado por nossos próprios fantasmas e por pressões sociais. Para que lado iremos? Dependerá do resultado dessa longa alternância de emoções e se, ao final, nossas crenças mais profundas, amparadas pelo poderoso instinto materno, prevalecerão sobre todas as forças que nos desmotivam. A cada noite, quando nos recolhermos ao sono, será preciso nos recuperar do desalento de mais um dia em que o bebê não virou, buscando forças em mensagens de esperança e fé. Onde as encontraremos?*

*Por vezes em familiares, leituras ou médicos, mas quase sempre dentro de nós. Aquela vozinha, quase sempre escondida e abafada, é que nos dirá: "Siga, não olhe para trás ou para os lados, siga em frente, esse é o teu caminho". Uma mãe sempre sabe. Basta ouvir-se internamente e conectar-se com a poderosa força que nos permite gerar e dar à luz um novo ser. E, quando chegarmos às primeiras contrações do parto, essa força será tão imensa e luminosa que se mostrará inabalável. E nos conduzirá àquele esperado e sonhado primeiro olhar. Ao final, esse longo percurso nos tornará mais intensas e seguras para nossa mais difícil missão: educar uma criança, que deve se tornar um adulto admirável. E sempre traremos conosco a alegria de termos alargado um pouco mais a estreita fresta pela qual tantas mulheres precisam passar para um parto respeitoso.*

Ana Previtalli, *mãe de Oliver e Lara,*
*procuradora do Ministério Público Federal*

## Parto gemelar

A frequência de nascimentos de gêmeos no Brasil não chega a 1% (8,8 gestações múltiplas em 1.000 nascimentos). Esse índice aumenta nas gestações de mulheres com mais de 35 anos, por conta das técnicas de reprodução assistida. As gestações gemelares podem variar quanto ao número de placentas e de bolsas. Dependendo da formação, os riscos podem aumentar. Na maioria dos casos há duas placentas e duas bolsas (di-di), o que faz com que os gêmeos não sejam idênticos. Há também gestações gemelares com uma placenta e duas bolsas (mono-di) ou, ainda, uma placenta e uma bolsa (mono--mono), sobre a qual há maior incidência de riscos.

Para ser um parto normal é importante que o primeiro bebê (o que está mais embaixo) esteja cefálico. O segundo bebê, caso não esteja também de cabeça para baixo, pode virar após o nascimento do primeiro e ficar cefálico ou, ainda, pode nascer pélvico, de parto normal. De qualquer forma, considerando que o parto gemelar não é de baixo risco, recomenda-se que seja feito em um hospital e acompanhado por uma equipe com experiência. Como no Brasil há poucos profissionais com essa habilidade, normalmente as mulheres acabam fazendo cesariana antes mesmo de entrarem em trabalho de parto. Por isso, se a mulher deseja um parto normal, ela deve se certificar de que a equipe tenha experiência em casos de parto gemelar.

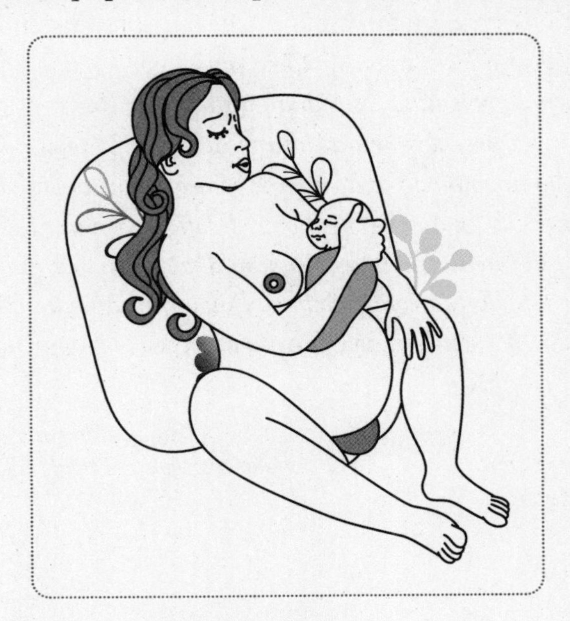

### Depoimento

*De uma forma geral, muitas pessoas pensam que quando uma mulher está grávida de gêmeos, ela precisará passar por uma cesariana. Todos também pensam que eles nascerão prematuros, com 31 semanas. Eu entrei em trabalho de parto prematuro. Fiquei internada por uma semana, tomei medicamentos e fiz repouso, muito repouso. Esse foi um dos meus primeiros grandes desafios. Na sexta-feira, com quase 37 semanas, eu tive algumas contrações, que não evoluíram, pois tratava-se de um alarme falso. No dia em que completei as 37 semanas, acordei e notei que a minha visão estava embaçada. Por orientação da minha médica obstetra e da minha obstetriz, fui para o hospital. Após o resultado de alguns exames foi constatado que eu estava com pré-eclâmpsia. Diante desse diagnóstico, minha equipe sugeriu que fosse feita a indução do trabalho de parto: às 15h iniciaram a aplicação de ocitocina. Meu trabalho de parto evoluiu muito bem até uma dilatação de quase oito centímetros. Fiquei sentada na bola debaixo do chuveiro, e isso me aliviou muito. O primeiro expulsivo levou mais de quatro horas, e então nasceu o Otávio; após quarenta e sete minutos, veio o Bernardo. Agradeço muito por ter sido possível o parto normal, pois uma cesariana muito provavelmente agravaria a hemorragia pós-parto e dificultaria ainda mais meu puerpério. Passar pelo trabalho de parto e parir gêmeos, sem sombra de dúvidas, foi um dos maiores e melhores desafios da minha vida, um processo tão intenso de transformação que chega a ser impossível descrever aquele dia com palavras. Sou infinitamente grata aos meus filhos, ao meu esposo e à equipe que esteve comigo durante todo esse processo.*

Juliana Freitas, *obstetriz,*
*mãe dos gêmeos Otávio e Bernardo*

CAPÍTULO 8

# Teste seu médico!

---

A PRIMEIRA CONSULTA com seu obstetra é muito mais determinante do que você imagina. É uma excelente oportunidade para descobrir quais são os pensamentos desse profissional em relação ao protagonismo da mulher no parto. Por isso, apresentaremos aqui algumas perguntas que você pode fazer sutilmente ao longo da sua consulta, para sentir se ele está alinhado às suas expectativas. *A cada pergunta, descreveremos em linhas gerais o que ele deve responder caso siga, de fato, os procedimentos mais indicados para um parto humanizado.*

**1 Até quantas semanas de gestação você aguarda para fazer parto?**

Um médico cesarista normalmente dirá que espera até (no máximo!) 40 semanas. Alguns aguardam até 39 e já indicam a cirurgia. *O aconselhável é aguardar até 42 semanas ou, pelo menos, 41 semanas e alguns dias para se induzir o parto.*

**2 A bolsa se romper sem trabalho de parto, quanto tempo você espera até o bebê nascer?**

Um profissional que prefere optar pela cesariana certamente vai responder que você deve ir diretamente ao hospital para tentar a indução. Mas provavelmente ele dirá que o mais seguro é que você seja submetida a uma cesárea. *O recomendado por profissionais humanizados é aguardar pelo menos 24 horas para somente então iniciar a indução. Afinal, boa parte das mulheres que começarem com a ruptura da bolsa entrarão espontaneamente em trabalho de parto em 24 horas, e somente 5% delas entrarão em trabalho de parto em torno de 5 dias.*

**3 Ao se atingir a dilatação total (dez centímetros), quanto tempo pode levar até o bebê nascer?**

Qualquer resposta que seja abaixo de três horas é sinal de que o médico tende a indicar uma cesariana ou um parto instrumentalizado (com uso de fórceps). *Por sua vez, um médico humanizado vai aguardar três horas, se não houver analgesia, ou quatro horas, quando houver necessidade de analgesia.*

**4 Em quais situações o médico pode intervir?**

Um médico intervencionista responderá que acelera o parto com uso de ocitocina, faz episiotomia e rompe a bolsa artificialmente. Ele ainda pode complementar que não faz parto sem anestesia, pois julga que a mulher não deve sentir dor. *Já o médico humanizado diria que as intervenções são raras, pois causam efeitos colaterais indesejáveis.*

**5 Posso escolher a posição para parir?**

O obstetra cesarista deve responder que você precisa ficar deitada ou pelo menos semirreclinada. *Um obstetra humanizado responderia que você pode parir na posição que se sentir mais confortável: em quatro apoios, de cócoras, deitada de lado ou até em pé.*

**6 Qual tem sido a sua taxa de parto normal?**

O profissional intervencionista tende a responder algum número abaixo de 70%. *No entanto, segundo a Organização Mundial da Saúde (OMS), a taxa ideal de cesárea é de 10 a 15%, sendo aceitável até 20%. Por isso, um obstetra humanizado teria uma taxa de parto normal de 80 a 90%.*

**7 Você aceita a presença de acompanhantes (companheiro(a) e doula) durante o parto?**

O cesarista certamente dirá que não, pois esses acompanhantes podem atrapalhar. *Por sua vez, um médico humanizado concordaria naturalmente com a presença de qualquer pessoa indicada pela parturiente.*

**8 Qual a sua opinião sobre o parto domiciliar planejado?**

O médico de perfil intervencionista certamente vai alarmá-la, dizendo que isso é uma irresponsabilidade que colocaria em risco a sua vida e a do seu bebê. *Já o profissional humanizado responderia com segurança que toda mulher tem o direito de escolher o local onde deseja parir, desde que ela tenha uma gestação de baixo risco.*

**9 Você realiza partos normais em mulheres que já tiveram uma cesariana?**

O profissional intervencionista responderá que nesses casos o correto é realizar uma cesárea. Caso a parturiente insista, ele dirá que isso é possível, desde que se utilize fórceps no período expulsivo. *Por outro lado, o médico humanizado não teria dúvida de que o parto normal é mais aconselhável, pois apresenta menos riscos.*

**10 Você acha que eu devo participar com meu/minha companheiro(a) de cursos de preparação para o parto ou Grupos de Apoio?**

O cesarista vai dizer que isso é desnecessário e tende a confundir o casal. *Já o profissional que acredita e pratica a humanização diria que cursos e grupos proporcionam informações preciosas, assim como troca de experiências com outros casais.*

Como você pode observar, informação é a palavra-chave de todo diálogo com os profissionais que acompanharão seu parto. Mas isso é essencial não apenas na primeira consulta com o médico obstetra. Ao participar de Grupos de Apoio, assistir a filmes esclarecedores como *O renascimento do parto*, ler bons livros e consultar blogs e sites que abordam a questão da humanização, você terá condições de decidir o que a deixa mais confortável e segura ao longo de toda a gestação e do próprio parto. ■

Em poucas palavras, estar bem informada fará do seu parto uma experiência enriquecedora, que marcará o nascimento não só do seu filho, mas também o de uma nova mulher: você!

EXTRAS

# Para um parto mais feliz

# “Pai” e “Parto” começam com a mesma letra

PRESTE ATENÇÃO nestas três palavras: “parto”, “peito” e “pai”. Vou falar delas aqui, com calma. Não são exatamente metáforas, já que podem morar na mais intensa verdade vivida. Quando essas três palavras aparecem numa mesma cena, a experiência passa a ser uma transformação inenarrável traduzida em palavras simples.

Desde muito antes de o parto ser “medicalizado” no Brasil, nossa história remete ao distanciamento do pai da cena do nascimento. Desde os tempos coloniais, a cena repetitiva é a da parturiente no quarto da casa, com a parteira e com as mulheres da comunidade à sua volta, vivendo as dores das contrações, construindo a travessia da chegada do seu filho ao mundo. Enquanto isso, o pai está na sala, com outros homens ou sozinho, acalmando sua ansiedade com álcool e fumo, tentando mostrar-se impassível diante do surgimento da vida. Depois do parto hospitalar tecnocrático, esse pai passou a ser um convidado discreto da cena do nascimento. Ele recebe instruções de paramentação para entrar no ambiente asséptico do centro cirúrgico. Os profissionais, reais protagonistas daquela cena, informam a marcação do seu lugar físico, a partir de onde não pode ultrapassar. O pai no parto tecnocrático é um coadjuvante, que passa no fundo da cena, e que está autorizado a tirar algumas fotos da cirurgia eletiva ou, no máximo, realizada por motivos quase sempre questionáveis pelas melhores evidências científicas. Quando o parto é vaginal (mais raro), o pai é uma mão que segura a mão da parturiente amedrontada e em posição de litotomia, absolutamente apassivada do nascimento do próprio filho. Depois toma o filho nos braços, retirado precocemente do contato pele a pele, sem o cordão que poderia ser deixado até que não mais pulsasse, e o leva para o famigerado banho que retira o vérnix como se fosse uma sujeira, e não uma proteção natural para a pele do bebê. A criança chora, pede clemência. Do lado de fora do vidro, os familiares acham incrível, tiram fotos e se emocionam. O pai, no parto tradicional, é a testemunha da violência que não tem nome, mas que acontece mesmo assim. Ele acompanha a mulher sofrer a violência perfeita, conceito que tomo emprestado de Marilena Chaui. Ele agradece às pessoas que violentam sua companheira, assiste a tudo admirando a forma como a cena é orquestrada, o modo como a mulher e o seu filho são salvos de uma catástrofe que estaria na iminência de acontecer. O pai, inerte, consegue fazer isso porque está acostumado a silenciar o que sente. Ele "não sabe a dor que deveras sente", conforme o verso do poema "Autopsicografia", de Fernando Pessoa. *Mas isso tudo pode ser muito pior. Este parágrafo ainda descreve um cenário de privilégio, já que na imensa maioria das maternidades brasileiras a lei do acompanhante não é sequer respeitada.*

Criada para garantir que a mulher possa escolher uma figura de sua rede familiar ou social para lhe ofertar apoio emocional contínuo durante o trabalho de parto, essa é uma das leis que não "pegaram" em muitos lugares do país. Pode ser que seja vista como uma desqualificação ao tamanho do suporte que a equipe oferta à mulher. Aceitar que, além da equipe, a mulher precisa de um acompanhante pode significar que a assistência não seja o apoio de tamanha envergadura. E, de fato, não consegue ser. A parturiente merece ter quem lhe faz sentido na vida como testemunha daquele momento, não somente do nascimento do filho, mas do seu renascimento como mulher. Alguém que consiga ser o olhar que acompanha a trajetória da mulher chegando ao mundo materno.

Mas não. O real mais cru e cruel do nascimento brasileiro dá à grande maioria dos pais o lugar do lado de fora. Os pais aguardam pelo filho na calçada da rua, ou quando muito na sala de espera do hospital. Muitos profissionais de saúde ainda não aceitam ser construtores de uma cena de parto em que o pai é convidado a ocupar um lugar de destaque, de presença e de autoria. De afeto e apoio à companheira, de vinculação com o binômio mãe-bebê. Aqueles que vestem os jalecos desacreditam no poder de se fazer um mundo surgir a partir de cenas simples. Esse mundo pode começar com uma cadeira a mais, vazia, nas consultas de pré-natal, aguardando pela presença do pai. Pode passar por incluir o pai em todas as perguntas sobre o plano de parto, caso seja do interesse da mulher que ele acompanhe o nascimento. Pode passar por organizar rodas de gestantes e casais grávidos nas instituições de saúde, de forma a dialogar com o medo, com o distanciamento afetivo e também com a imensa vontade dos homens de participar de outra forma da vida daquele filho que está por chegar. Mas tudo é um mundo a ser construído. Por enquanto, o que temos são pais que não participam da gravidez, do parto e da vida do filho. Por enquanto, o que temos são abandonos de todas as partes, em que a mulher é a pessoa que fica mais desassistida, mais solitária.

Por isso, o parto merece ser um grande ritual de passagem. Um antes e depois na vida de cada uma das pessoas envolvidas na formação daquele novo núcleo familiar. E aqui entendo a palavra "família" como um conceito similar à impressão digital. Cada uma, cada um, tem o direito de construir a partir do seu desejo de viver da maneira como bem entender. A família como uma das formas mais concretas de exercer o direito à subjetividade e à autoria na vida. Família é grupo de afinidade e consanguinidade, não necessariamente nessa ordem. É um lugar de pertencimento, de oxigênio para o enfrentamento das adversidades da vida. É um lugar de se construir identidades, de se transformar, de se refazer. Pode ser o lugar de uma mãe solo, de um casal heteroafetivo, de um casal homoafetivo, de um homem que adota um bebê, de amigos que moram juntos e se definem como um arranjo familiar.

## Família é o lugar no qual o coração cabe sorrindo

Família é um lugar para se viver o parto como um rito de passagem, no qual o que somos vai desaparecendo em parte para dar espaço ao surgimento de novas formas de estar no mundo a partir do bebê que transforma filhos em pais, irmãos em tios, pais em avós, amigos em padrinhos. O parto é a cena que estreia em nós essa nova pele social, cujo vérnix só nos faz mais complexos e que exige de nós muita abertura interna para refazer nossos conceitos mais primários sobre o que é viver, cuidar, educar.

O pai não tem sido participativo em muitas de suas funções com o bebê, é verdade. No máximo é um pai que ajuda, como se não fossem sua responsabilidade os 50% do cuidado com a casa, com o bebê, com a gestão da vida a partir da chegada dessa nova vida. Somos um país de pais que abandonam seus postos pelos motivos mais diversos, dos mais torpes aos mais nobres. Pais que não querem ser pais, pais que trabalham muito, que não sabem lidar com bebês e crianças, que querem suas mulheres de volta, desprovidas da identidade materna que as transformou de vez. Pais patriarcais, machistas, que não querem participar da vida dos filhos para além do tradicional lugar do provedor financeiro e patrimonial.

Mas não precisamos esperar que eles se coloquem ativamente em um outro papel. Podemos ser os anfitriões de uma nova cena, para a qual eles se sintam convidados a viver uma experiência significativa, que lhes faça um sentido maiúsculo e que altere muitas certezas em sua biografia. Podemos chamá-los para acompanhar uma mulher em uma travessia outonal, na qual ela se permite desfolhar partes de sua alma para encontrar o vazio que se preenche com a maternidade e com as emoções que esta lhe traz desde a primeira contração. O pai no parto humanizado é um acompanhante ativo, que se sente levado pela corrente da ocitocina, do medo natural e do amparo de uma equipe respeitosa. Ele precisa conhecer, durante a gestação, aquele grupo de profissionais que vai fazer do parto o ritual de chegada de seu filho e de novas versões de sua esposa e de si mesmo no mundo. Ao participar dos encontros de pré-natal, das rodas de gestantes e das conversas com outros homens que já viveram essa experiência, ele vai entrando nesse mundo novo, estranho, sedutor. Há algo ali que captura o homem mais desconfiado, o pai mais ressabiado.

O parto humanizado é a possibilidade de se resgatar o direito de viver emoções arrebatadoras, de se fundar uma família a partir desses pressupostos esquecidos e condenados pelo patriarcado. Homens patriarcais estão amputados no seu sentir, vivem a vida pela metade, pagando um preço alto pela repressão emocional. O parto é uma catarse para esses homens, que explodem os corações de emoção e vivem uma cena íntima, inédita, profunda, arrebatadora. Os pais que participam de partos humanizados veem suas companheiras se descabelarem, em uma metamorfose visceral e poética da vida que merece acontecer em toda sua potência. "Eu vi minha mulher ali, aos avessos, urrando, chorando dores de toda uma vida, e por isso mesmo virando uma deusa", me afirmou um pai em uma roda que eu coordenei na Bahia. "E de repente éramos novas pessoas estranhas, com vontade de se reapresentarem, ao mesmo tempo em que nos apresentávamos ao nosso filho, que mal tinha aberto os olhos para este mundo", me disse outro. As falas são incríveis, refletem um desabrochar emocional que eles vivem no parto.

---

O pai pode parir um novo homem em si, basta entregar-se à avalanche tectônica do tempo que transcorre entre a primeira contração e o nascimento do bebê.

---

O pai vive o parto no peito. Não o peito reprimido, de respiração curta. Mas um peito que se abre às lágrimas, aos sorrisos, aos espantos e à novidade. Um peito que se expande, que contém um coração que quer sentir, que precisa transgredir tudo o que foi ensinado a represar para fazer nascer um novo homem. O peito do pai no parto. Não é um trava-língua, é um destrava-homem. Não é à toa que essas três palavras começam com a mesma letra. Elas são o veículo no qual o homem mais tradicional pode embarcar para chegar a um lugar desconhecido, mas sonhado por ele há tempos, sem saber que era parte da vida que sempre mereceu viver. ■

*Alexandre Coimbra Amaral,*
terapeuta familiar, psicólogo do programa
"Encontro com Fátima Bernardes",
da Rede Globo, e pai de Ravi, Luan e Gael

# Homeopatia e nascimento

– TENHO MEDO, DOUTOR!

Entre suspiros e gemidos, ela passeia seus dedos sobre o abdômen globoso e reluzente enquanto os vincos de sua face nos transmitem sua dor. Ao expressar seu temor já traz consigo a noção de que suas dores se originam de algo além do corpo físico; algo que se esconde por detrás do meramente manifesto aos nossos sentidos grosseiros. Apesar do gesto simples, sua atitude nos remete a um enigma que persegue pesquisadores, cientistas, médicos e místicos pelo transcurso dos milênios. As dores de parto transcendem o limite das fibras, nervos e pele e desafiam a criatividade e a inteligência desde a primeira vez que alguém se ocupou da dor de uma mulher em seu processo de parir. Mesmo que a vinculação entre as emoções e os aspectos físicos de um sujeito seja moeda corrente em diferentes lugares, de simpósios médicos a conversas de bar, sua estrutura íntima ainda é alvo de discussões acaloradas em qualquer nível de debate. Onde afinal esconde-se a tênue linha que separa (ou liga) o sintoma cru em sua manifestação física mais clara e evidente das interrogações e sofrimentos da alma?

A homeopatia, criação do médico alemão Samuel Hahnemann no século XVIII, tentará descobrir nos próprios sintomas expressos pela paciente o mapa condutor de sua cura, através da tradução destes em uma linguagem natural, contrapondo a riqueza da sintomatologia trazida por ela a modelos específicos de adoecimento produzidos pelas experimentações de milhares de substâncias estudadas. Mais do que apenas "sofrimentos", os elementos emocionais e psicológicos reativos da gestante – assim como suas manifestações de ordem física – serão fatores preponderantes na compreensão de cada caso individual. Por essa razão a homeopatia é também chamada de "medicina do sujeito", por também incorporar a totalidade sintomática da gestante em seu momento de imensa abertura sensorial.

A homeopatia entenderá os fenômenos de adoecimento como sendo produzidos "dentro" do indivíduo doente, e não como processos adquiridos no exterior. Dessa forma, o paradigma hahnemanniano enxergará nas queixas das gestantes muito mais do que desacertos ou desconfortos de níveis variáveis. Para além de uma mera leitura superficial de achados clínicos, buscará o significado mais profundo destes. Para encontrar o fino laço de união entre sintomatologias ilusoriamente apartadas, é indispensável o entendimento de pressupostos fundamentais: na psicanálise, a noção de inconsciente, que tem na homeopatia seu equivalente na ideia de "energia vital". Sem o conceito de uma ultraestrutura que governa nossas condutas antes do acesso ao racional é impossível entender a sintomatologia psíquica, como muito bem nos elucidou Sigmund Freud no início do século XX. Da mesma forma, os sintomas físicos também existem em função de uma causalidade, com razões muitas vezes obscuras, mas que são passíveis de investigação e reconhecimento por meio de uma abordagem ampla e integrativa. Pode-se entender essa causalidade através dos desequilíbrios dinâmicos da energia vital, que a homeopatia elaborou e desenvolveu.

O trabalho de parto nos oferece uma janela fabulosa de oportunidade para a observação de uma paciente durante um processo crítico de rara amplitude e abrangência. Durante o influxo de emoções como medo, angústia, ansiedade, antecipação, tristeza e êxtase, as verdades do sujeito aproximam-se de sua epiderme, deixando mais evidentes os conteúdos escondidos sob as capas grossas de proteção do ego. As pacientes carentes, amedrontadas, soturnas, tímidas e inseguras aparecem despidas à nossa frente, assim como aquelas carregadas de força, de bravura, de destemor e de determinação que sequer suspeitávamos que possuíam. A homeopatia nos permite resgatar a observação clínica mais apurada e sofisticada da arte médica, fazendo com que os profissionais deixem de se contentar com os sintomas mecânicos grosseiros do parto ao ampliar essa observação para a mais delicada das tessituras: o universo psicológico de confluências e contradições que uma grávida expressa no interlúdio de suas contrações e distensões, aberturas e fechamentos.

Para quem conviveu durante um quarto de século com o discurso rico da homeopatia, faz todo sentido o famoso adágio da psicanálise, o qual podemos usar para cada uma de nossas pacientes: "*o que o paciente traz como sintoma é, em verdade, seu grande tesouro*". Sim, por certo; se acreditarmos que o sujeito é composto dessa centelha divina que nos constitui enquanto subjetividade, um corpo único a circular pelo universo infinito, então o olhar da homeopatia será direcionado ao que temos de mais rico: nossa forma única e exclusiva de responder ao mundo, nossa característica pessoal de devolver ao universo nossas contrariedades e emoções. É nesse olhar – que se constitui muito mais de perguntas do que respostas – que opera o saber homeopático. É para a raridade, a estranheza e a peculiaridade que nossa atenção se volta. No paradoxo e no inesperado, na lágrima que brota da face lívida, no sorriso que nasce no ápice da dor, no corpo que se fecha e se abre pelo toque de uma palavra. Também nos partos cujas dificuldades carregam uma mensagem e uma história. É ali, no olho do furacão, no epicentro de suas dores e gozos, que melhor se expressam as verdades de uma mulher.

A visão do corpo e sua realidade de carne, entretanto, nos oferece um curioso dilema: quanto mais o vemos, menos o entendemos. Se é verdade que os microscópios e as máquinas de imagem nos transmitem a intimidade do ventre e até das próprias células que nos constituem, também é certo que eles não conseguem nos dar o sentido de um corpo simbólico, o qual não se limita à sua biologia. Muitos avanços vão ocorrer na Medicina quando as necessárias incorporações de tecnologia ao diagnóstico e tratamento forem acrescidas de uma compreensão mais profunda dos sentidos últimos de nossas doenças e de nossas dificuldades com eventos críticos como a gestação, o parto e o nascimento. Quando as gestantes forem entendidas como sujeitos completos, e sua história, seus desejos, seus medos, suas paixões e esperanças forem acolhidas com delicadeza e esmero pelos seus cuidadores, então teremos uma abordagem muito mais humanizada ao tratamento das grávidas e parturientes.

A homeopatia, por incorporar essa visão múltipla do ciclo gravido-puerperal, poderá nos oferecer um caminho muito interessante e sedutor para a atenção ao parto no século que se inicia. Os medicamentos, aplicados de uma forma suave, esperando que seu próprio corpo reaja curativamente às dificuldades da gestação, parto e puerpério, podem nos oferecer uma solução entre tantas à hipermedicalização desses eventos. A humanização do nascimento pode se enriquecer muito com a incorporação dessas técnicas integrativas e fazer do nascimento um momento de profundo empoderamento para as mães e a família que se constitui. ■

*Ric Jones,*
Homeopata, palestrante, escritor,
pai de Lucas e Bebel e avô de Oliver e Henry

# Amamentação

ASSIM COMO A BUSCA por uma experiência positiva de parto nos exige a procura de muita informação, a amamentação também requer um grande esforço. Até estarmos diante daquela boquinha aberta e sua língua movimentando afoitamente em busca de um seio, imaginamos ser simples e instintivo o ato de amamentar. Talvez o fosse se não utilizássemos tanto o nosso neocórtex (racional) e deixássemos o nosso sistema límbico fluir mais. Mas em verdade, eu vos digo: amamentar não é puramente instintivo, e pode ser um desafio e tanto!

Ao nascer, os bebês têm um estímulo de sucção exacerbado, e estudos mostram que colocar o bebê no seio na primeira meia hora de vida é um grande passo para o sucesso do aleitamento materno. Esse contato pele a pele na primeira hora proporciona uma série de eventos hormonais benéficos e importantes para a relação mãe-bebê. Toque, calor e odor estimulam a liberação de ocitocina, hormônio que durante a amamentação tem ação na ejeção do leite. Esse hormônio faz com o que a temperatura do seio materno se eleve e mantenha o bebê aquecido, prevenindo a hipotermia neonatal. Outro efeito da ocitocina é reduzir a ansiedade materna, aumentando sua tranquilidade e responsividade social. Um estudo realizado na África demonstrou que o aleitamento materno na primeira hora de vida poderia reduzir em até 22% a mortalidade infantil. O primeiro "leite" que o corpo produz para o bebê é o colostro, ao qual apelidamos de "ouro líquido", tamanho o seu valor. No primeiro dia de vida, 90% do conteúdo do colostro e imunoglobulina, portanto não espere que seu bebê ganhe peso logo ao nascer, pois o colostro vai garantir hidratação e proteção imunológica (anticorpos). Entre o terceiro e o quinto dias de vida, o colostro, que era pouco e viscoso, vai dando lugar a um leite mais fluido e gorduroso, quando então percebemos que as mamas estão diferentes. A descida do leite, chamada de apojadura, virá mais precocemente conforme o bebê sugar. Portanto, deixe-o sugar o quanto quiser! Você notará nas fraldas de xixi a mudança na quantidade de leite ingerido pelo seu bebê. Ele passa da ingestão de 2 ml das primeiras mamadas para em torno de 30 ml nesse terceiro ou quarto dia de vida (considerando um bebê nascido no termo – entre 37 e 42 semanas).

A primeira semana de vida do bebê gera muitas dúvidas com relação à amamentação: *como saberei se meu bebê mamou o suficiente? O que faço com esse excesso de leite das mamas? Por que amamentar dói?* Então vamos falar sobre cada tópico!

Primeiramente e antes de mais nada: espante as visitas! Você já tem dúvidas suficientes para que mais pessoas a deixem insegura e tragam "verdades" pra dentro da sua casa. Peça gentilmente para que esperem o primeiro mês antes de os visitar. Depois desse primeiro mês você provavelmente estará mais segura para dissipar os palpites alheios. Em segundo lugar: deixe o bebê mamar o tempo que quiser, deixe-o no seu colo o quanto desejar. Ele está acostumado com movimento, calor e ruídos altos provenientes do útero, por isso não espere que imediatamente após seu nascimento ele se acostume com a inércia, o frio e o silêncio. Você terá tempo para "reprogramar" seu bebê e fazer com que se habitue ao novo ambiente, mas até o terceiro mês ele vive a chamada exterogestação, ou seja, ainda se comporta como um feto no ventre e precisa da segurança e do aconchego que sentia lá dentro. Dito isso, vamos à parte prática.

Bebês sugam para se alimentar, para se hidratar, para relaxar e por aconchego. Portanto, estabelecer tempo de mamada pode ser inviável, pois talvez seu bebê seja muito eficiente e consiga em pouquíssimos minutos extrair da mama todo o leite que precisa para se saciar. No restante do tempo ele vai aproveitar os demais benefícios do aleitamento, como o prazer de sugar. Ele também pode se cansar com facilidade e precisar de muito mais tempo para fazer a mesma extração, sendo que a interrupção da mamada prejudicaria seu aporte nutricional e, consequentemente, o ganho de peso. Os dois primeiros dias não são boas referências para mamadas, pois, por se tratar de colostro, o bebê não realiza grandes movimentos de deglutição. Mas tão logo a apojadura venha, você poderá observar que o bebê realiza movimentos curtos (sucção não nutritiva) seguidos de movimentos longos (deglutição – sucção nutritiva). Fica mais fácil se a posição de mamada lhe permitir observar a região da garganta – proeminência laríngea – do bebê (o seu "gogó"). Com o passar dos dias você perceberá quanto tempo o bebê fica no seio em sucção não nutritiva (que as pessoas chamam de "chupetar") e poderá gradativamente dosar esse período para seu conforto e ritmo de mamada. Após a descida do leite, espera-se que você tenha de seis a oito trocas de fraldas por dia com xixi, e que ao final da primeira semana o cocô já tenha passado da coloração preto-esverdeada para amarelo-ouro. O cocô do bebê em aleitamento materno exclusivo é líquido com grumos brancos, logo, não se preocupe pensando ser um episódio de diarreia. Será assim até a introdução de novos alimentos.

### Como saber se o bebê está saciado?

Geralmente ele soltará o seio espontaneamente, mas se isso não acontecer, tente levantar seu bracinho e veja se há resistência. Se ele estiver bem molinho, pode tirar o seio de sua boca que o bebê não vai despertar. Se ainda houver resistência, mas você acreditar que ele está há muito tempo dormindo no peito, faça uma compressão da sua mama contra o seu tórax, estimulando a saída de leite em sua boquinha. Isso o fará despertar para voltar a mamar (essa técnica é mais eficiente que cutucar pezinhos ou bochechas – se ele perceber que há alimento, terá estímulo para voltar ao ciclo de sucção, deglutição, respiração).

## Por que amamentar dói?

Na verdade, não se deve sentir dor durante a mamada! Em raras situações existe uma sensibilidade aumentada nos mamilos (em casos de cirurgias mamárias, por exemplo), mas, via de regra, a amamentação só causa dor se a pega do bebê não estiver correta.

*A pega correta é fundamental!* Siga estes passos para proporcionar uma boa pega:

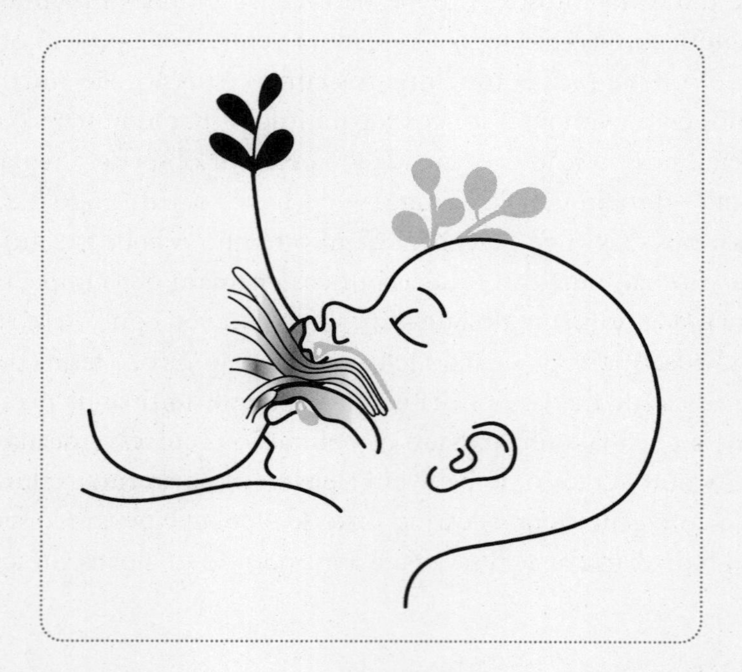

1. Sente-se confortavelmente, com as costas e os braços apoiados. Utilize almofadas e travesseiros para ajudar.
2. Posicione seu bebê de forma que a cabeça e o tronco dele fiquem alinhados e voltados para você, barriga com barriga.
3. Faça um "C" com seus dedos para apoiar a mama, mas muito cuidado para não posicioná-los muito perto da aréola, pois é exatamente onde queremos que a boca do bebê fique. Se seu dedo ocupar esse espaço, a boquinha do bebê ficará mais fechada, pegando somente o mamilo.

4. Toque com sua mama o nariz do bebê para que ele busque e abocanhe o seio "de baixo para cima". Isso proporcionará maior introdução da aréola inferior dentro de sua boca, facilitando o trabalho de ordenha realizado pela língua.
5. Corrija os lábios, se necessário, puxando-os delicadamente para fora (boca de peixinho).
6. Veja se é necessário manter a mão como suporte ou se você já pode soltar a mama. Caso você tenha mamas muito pesadas, pode ser útil fazer uma tipoia de sustentação para o seio, poupando o esforço da mão opositora.

Mantendo bom posicionamento e boa pega, você não deverá sentir dor. Se ainda persistir algum desconforto, seria viável buscar ajuda de uma consultora em aleitamento materno ou uma fonoaudióloga especialista em aleitamento. A avaliação do frênulo lingual do bebê pode ser útil para descartá-lo como motivo causal de fissuras (rachaduras).

Outro detalhe muito importante: para garantir uma boa pega, a mama precisa estar suficientemente macia para que o bebê dê conta de abocanhar a maior parte da aréola. Se essa mama estiver muito cheia, é como se você estivesse oferecendo uma bexiga para ele: será muito difícil manter a boca bem aberta, ele escorregará e ficará somente no mamilo (bico). Para mantê-las macias, pode ser necessário ordenhá-las. A ordenha manual é prática e fácil, só requer treino. Massageie sua mama com mãos fazendo movimentos circulares; massageie a região da aréola com os dedos, também fazendo movimentos circulares; se tolerar, chacoalhe a mama ("shake de mamas") para estimular o reflexo de ocitocina, que ajudará na saída do leite. Agora, com a mão em "C", coloque os dedos nas bordas da aréola, observando que o mamilo esteja passando entre eles; mantenha uma pressão contra seu tórax e faça o movimento de "aperta e solta" ritmicamente durante ao menos cinco minutos. Você pode mudar os dedos de posição, sempre lembrando de manter a linha do mamilo entre os dedos e a pressão contra o tórax. Esse leite que vai sendo ordenhado pode ser desprezado ou até mesmo armazenado para doação.

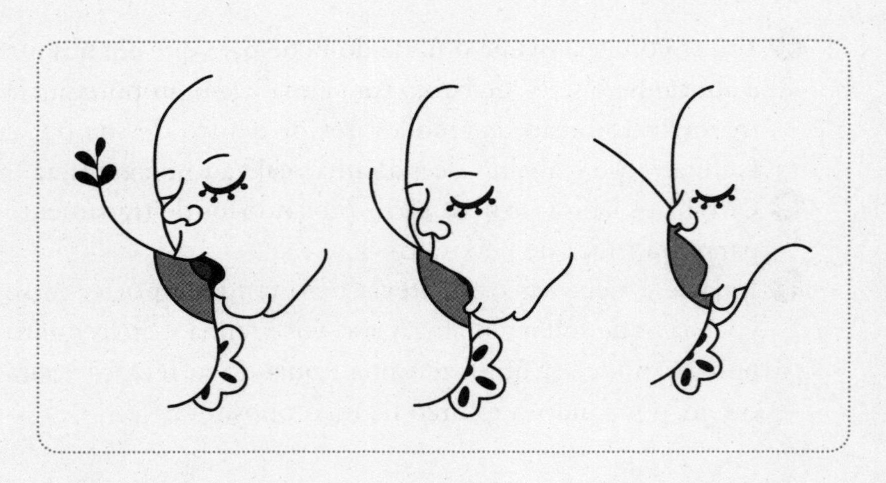

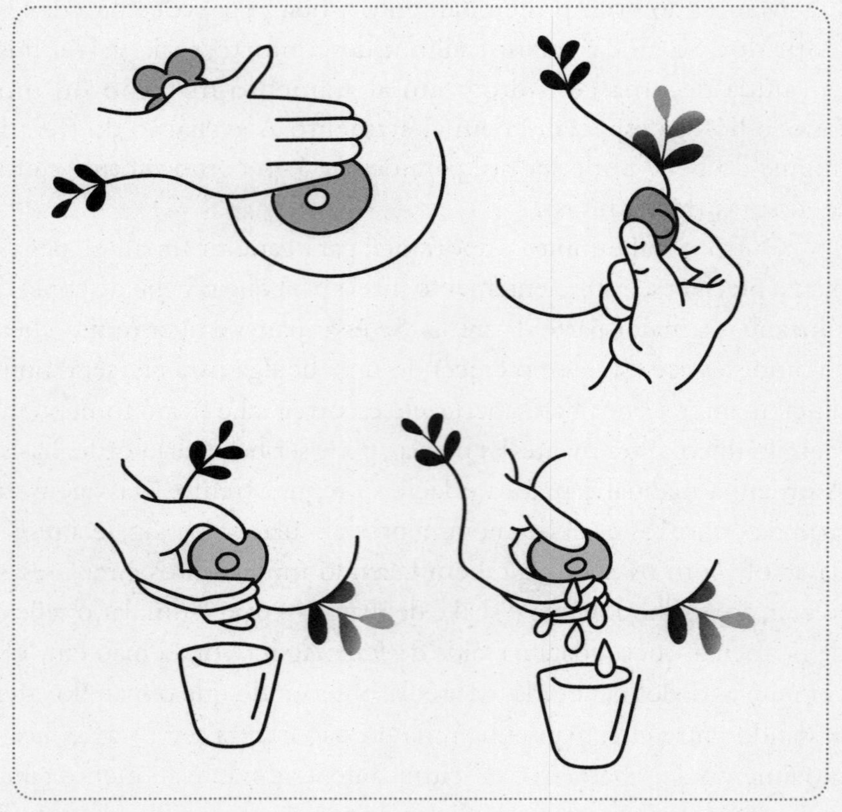

Após cada mamada o bebê deve ser elevado para que o ar que tenha ingerido saia (arroto). A Sociedade Brasileira de Pediatria recomenda trinta minutos de elevação após cada mamada. Se você ouvir o arroto sair antes desse período, poderá tranquilamente colocar seu bebê deitado de barriga para cima com o rosto virado ou deitado de lado com apoios para que não vire de bruços.

Com apoio e orientação, o aleitamento será uma experiência inesquecível e prazerosa para você e para seu filhote. Insista, persista, não desista. Procure ajuda, converse, tente outra vez. Esse é um enorme presente para a saúde do seu bebê e para a sua saúde também!

Lembre-se: a Organização Mundial de Saúde (OMS) recomenda seis meses de aleitamento materno exclusivo e, após esse período, até dois anos ou mais de aleitamento complementado pelos alimentos da família. ■

*Ana Paula Garbulho,*
mãe de Bruno e Melissa,
obstetriz e especialista em amamentação

# Violência obstétrica

VIOLÊNCIA OBSTÉTRICA é uma expressão recente para uma questão transgeracional: a violação de direitos humanos durante a gravidez, o parto, o puerpério e o abortamento. Em meados dos anos 1950, uma revista feminina de grande circulação, a *Ladies' Home Journal*, publicou uma matéria sobre maus tratos no parto e causou grande repercussão mundial ao denunciar o uso rotineiro nas maternidades americanas do "sono crepuscular" (*twilight sleep*) durante o trabalho de parto. A prática consistia em conter fisicamente as mulheres, amarrando-as ao leito de parto, e aplicar involuntariamente psicotrópicos que causavam amnesia transitória e as colocavam em estado alterado de consciência no momento do parto.

Ao longo dos anos a violação de direitos das mulheres na cena do parto se manteve, contudo, o tema foi esquecido pela grande mídia e pela comunidade científica. Somente na década de 1990 os maus tratos rotineiros sofridos na assistência ao parto voltaram a causar impacto, principalmente após a assembleia da Organização das Nações Unidas (ONU) de 1993, cujo principal foco foi o combate aos diversos tipos de violência contra as mulheres.

Desde então, várias organizações da sociedade civil surgiram para denunciar e combater a violência obstétrica. No Brasil, a pioneira foi a Rede pela Humanização do Parto e Nascimento

(ReHuNa), fundada em Brasília na década de 1990. A demanda central da ReHuNa é a valorização da fisiologia do nascimento e a crítica ao uso rotineiro, no parto, de intervenções desnecessárias e não baseadas nas evidências científicas atuais.

A Venezuela foi o primeiro país a sancionar uma lei tipificando a violência obstétrica:

> Entende-se por violência obstétrica a apropriação do corpo e dos processos reprodutivos das mulheres por profissional de saúde que se expresse por meio de relações desumanizadoras, de abuso de medicalização e de patologização dos processos naturais, resultando em perda de autonomia e capacidade de decidir livremente sobre seu corpo e sexualidade, impactando negativamente na qualidade de vida das mulheres (Venezuela, 2007).

A violência obstétrica pode ocorrer em diversas situações e estar associada a práticas rotineiras de assistência de uma instituição (violência institucional), como, por exemplo, a falta de acomodações exclusivas para a assistência da mulher em trabalho de parto. Muitas maternidades públicas e privadas ainda hoje não se adequaram à recomendação de se disponibilizar suítes de parto individuais para que as mulheres tenham privacidade durante o trabalho de parto, mantendo todas as parturientes em acomodações coletivas, os pré-partos.

A imposição institucional de intervenções médicas como rotina na assistência também é uma tipificação de violência obstétrica institucional. Atualmente uma das principais maternidades privadas da cidade de São Paulo exige a inserção de acesso venoso em todas as mulheres em trabalho de parto, mesmo que o médico assistente não tenha prescrito nenhuma medicação. Tal medida contraria as recomendações da Organização Mundial da Saúde (OMS) e as evidências científicas atuais, que indicam punção venosa somente em casos em que alguma medicação será utilizada, e não como rotina para a assistência ao parto.

A apropriação dos corpos das mulheres na formação dos profissionais de saúde tem raízes profundas na nossa sociedade.

O preconceito social, de gênero, de cor e de identidade sexual está presente nas relações de poder. Seu enfrentamento é difícil, porém mandatório na busca de uma atenção à saúde da mulher com qualidade.

As universidades brasileiras deveriam liderar as discussões sobre práticas assistenciais inadequadas e ter a Medicina Baseada em Evidências como cerne do seu atendimento. Infelizmente, os centros de formação ainda hoje baseiam o ensino de tocoginecologia numa concepção de poder em que o profissional da saúde não precisa e muitas vezes é desestimulado a valorizar as demandas das mulheres. Tampouco há incentivo para que dividam com estas o conhecimento sobre o processo de parto e a responsabilidade nas tomadas de decisões no cuidado com seus corpos e de seus filhos.

É preciso que as formações médica e de enfermagem obstétrica valorizem a experiência positiva de parto como um dos pilares do atendimento. É também essencial que se saia de um ensino hierárquico em que o profissional é o detentor de todo o conhecimento e no qual a mulher deve aceitar se submeter às indicações de cuidado sem participar ativamente do processo. Enquanto tudo isso não mudar, é muito provável que a violência obstétrica continue sendo perpetuada inclusive por profissionais extremamente bem-intencionados.

O atual destaque na mídia e os programas dos governos estaduais e federal no enfrentamento da violência obstétrica não foi suficiente para banir práticas infelizmente ainda corriqueiras na cena do parto: o abandono e o abuso verbal com frases humilhantes, pejorativas e desrespeitosas ("na hora de fazer você não gritou"), a realização de episiotomia de rotina e de múltiplos toques vaginais desnecessários, protocolos institucionais que restringem a presença de doulas e acompanhantes e limitam o acesso à alimentação durante o trabalho de parto, entre tantos outros exemplos infelizmente atuais e já cientificamente comprovados como maléficos.

Uma experiência positiva de parto é direito básico das mulheres e impacta a vivência de um dos períodos mais importantes e delicados de sua existência: o puerpério. Maus tratos na cena de parto causam, em mães e bebês, cicatrizes físicas e psicológicas que muitas vezes não são superadas e se transformam em sequelas para o resto da vida.

O resgate do protagonismo da mulher no nascimento, como historicamente ocorreu por milhares de anos antes da entrada do médico na cena do parto, a oferta de informações de qualidade sobre o processo de parto durante o atendimento pré-natal, a realização de intervenções no parto guiadas pela Medicina Baseada em Evidências e, finalmente, o reconhecimento do parto como evento não apenas biológico, mas também psicossocial são os elementos-chave para uma experiência positiva e segura e para o enfrentamento da violência obstétrica. ■

*Dra. Juliana Giordano Sandler,*
ginecologista e obstetra,
mãe do Eduardo e da Elis

# Hipnose no parto

QUANDO SE FALA em hipnose, a maioria das pessoas se lembra imediatamente de programas de auditório cheios de elementos de magia, mistério e fatos curiosamente engraçados, como um homem balançando um pêndulo e conduzindo as pessoas da plateia a fazer imitações de animais no palco, revelação de segredos e senhas, esquecimento de um número ou dia da semana, etc. Por causa desse tipo de lembrança jocosa e fantástica, muita gente ainda tem dúvidas e medos sobre o uso dessa técnica. No entanto, espetáculo à parte, saiba que muitas pessoas aplicaram e se beneficiaram dessa ferramenta tão poderosa ao longo dos tempos.

A história conturbada da hipnose (enquanto ela era aplicada sem ter seus mecanismos de ação completamente claros) também contribuiu para o estabelecimento de mitos e crenças acerca de seu uso. Atualmente, entretanto, com os progressos da tecnologia e o advento de uma série de exames cerebrais de alta precisão (realizados em pessoas vivas), podemos fazer uso dessa ferramenta com muita segurança e definir a técnica de maneira simples.

*Hipnose* é uma sugestão, ou uma série delas, aceita por uma pessoa, capaz de influenciá-la de alguma forma. Comumente dizemos que uma pessoa está hipnotizada toda vez que ela segue, sem questionar, as sugestões que recebe de uma outra pessoa ou da televisão, por exemplo. Consideramos que a condição essencial da hipnose é que a pessoa esteja sugestionável. Em uma definição mais ampla, dizemos que a hipnose se trata de uma forma de indução da mente ao nível de consciência em que a pessoa aceita mais facilmente as sugestões que recebe. Isso significa que existe um estado mental que facilita a condição de "sugestionabilidade". Acessar esse nível de consciência é algo que escolhemos fazer a partir da nossa mente consciente, racional.

## Mas você deve estar se perguntando: por que aceitar sugestões pode ser útil para mim?

Porque sabemos que o corpo funciona como um robô da mente. Em outras palavras, tudo aquilo que passa pela nossa cabeça produz sempre uma resposta física ou química no corpo. Do ponto de vista da neurociência, se a pessoa muda seu olhar sobre um determinado tópico, ela altera suas conexões cerebrais e isso promove diferentes reações corporais relacionadas a um tema específico. Portanto, se eu tenho medo, meu corpo se prepara para viver uma situação ameaçadora e aciona as reações instintivas de *luta, fuga* ou *congelamento*. Qualquer uma dessas reações imprime um estado de tensão e estresse no corpo, onde os órgãos e músculos passam a trabalhar com foco exclusivo para garantir a sobrevivência do indivíduo, deixando as outras tarefas, como a digestão e o parto, por exemplo, em segundo plano. Essa reação normal torna o cumprimento dessas funções mais difícil, lento e menos eficaz. Já na situação oposta, ao sentir segurança e confiança, ativamos o estado de relaxamento e bem-estar, que proporcionam o nível ideal de harmonia e sincronia entre todos os órgãos e músculos do corpo. Tanto para a digestão quanto para o parto, essa condição significa fluidez, rapidez e sucesso. Ou seja, se eu quiser ver algo concretizado no meu corpo, muito mais fácil será se eu tiver toda a colaboração da minha mente, abrindo as portas para que isso aconteça, como uma estratégia de direcionamento para alcançar o meu objetivo. Isso pode ser facilitado por uma sugestão positiva constante que venha de uma outra pessoa ou de você mesmo! E, de toda forma, dizemos que se trata de uma auto-hipnose, porque sempre será uma escolha pessoal aceitar ou não uma sugestão, assim como acessar ou não o estado da mente mais sugestionável.

Infelizmente na cultura brasileira as pessoas são bombardeadas com histórias terríveis sobre parto e nascimento, dificuldades típicas da gestação e da maternidade, experiências negativas, sofridas e até de violência obstétrica. Esse contexto hostil costuma ocupar muito lugar na mente de todos e consequentemente prepara seus corpos para viver essa mesma experiência negativa.

Precisamos aprender a nos desvencilhar dos pensamentos negativos e começar a focar na possibilidade positiva de vivenciar a gestação e o parto para criar uma nova história. Esse é um dos objetivos da hipnose na assistência obstétrica.

Outro objetivo importante, principalmente para as mulheres com medo da famosa "dor do parto", é justamente usar o potencial anestésico que a hipnose pode proporcionar. E, por mais incrível que possa parecer, alcançar essa sensação durante o trabalho de parto é um feito tão simples e possível quanto não perceber o bolo queimar no forno enquanto assistimos à televisão ou nos entretermos com a leitura de um bom livro. Ao focar a nossa atenção em uma única tarefa ou sensação, desligamos a aferência de um outro sentido, como o olfato, sem muito esforço. O mesmo acontece quando queremos prestar mais atenção em um som ou pensamento, por exemplo, e, para isso, fechamos os olhos. Assim, diminuímos a aferência de um estímulo para dar mais espaço a um outro. Sem dúvida, é necessário treinar o redirecionamento da atenção para que ele seja eficaz também durante um momento tão intenso quanto o trabalho de parto. Mas, além de ser possível, desmistificamos outra crença acerca da hipnose quando demonstramos que é preciso estar muito consciente para utilizar esse recurso, escolhendo a cada momento onde colocar a sua atenção!

Em resumo, a hipnose no parto faz a mulher ficar muito concentrada na sua experiência, frequentemente muito mais presente e consciente de seu corpo, de suas demandas personalizadas e de seu bebê.

Uma das formas de se atingir o nível de consciência que facilita a "sugestionabilidade" é por meio do relaxamento. Por conta disso, o estado de transe foi conhecido por muito tempo como sonambulismo, no qual a pessoa se encontra comumente com os olhos fechados e o corpo relaxado. Uma outra maneira fácil de acessar esse estado mental é por meio do direcionamento do foco de atenção a um único pensamento, atividade, objetivo ou sentido/sensação, com o uso de um som ou imagem repetitivos e monótonos como um mantra ou mesmo o balanço de um pêndulo. Como se pode imaginar, as duas formas são bastante úteis e facilmente produzidas tanto no nosso dia a dia quanto durante o trabalho de parto. Entenda que focar a atenção na leitura de um livro é tão fácil e funciona tão bem quanto focar a atenção no balanço de um pêndulo ou no objetivo de dar à luz um bebê de forma natural, sem anestesia ou outras intervenções. Relaxar ao som de uma música tranquila, em um ambiente agradável e familiar, é tão comum no dia a dia quanto pode ser fácil e útil durante o trabalho de parto.

O relaxamento pode ser tanto o veículo da hipnose quanto um dos outros importantes objetivos da aplicação da técnica na assistência obstétrica. Uma mulher profundamente relaxada escapa facilmente da famosa síndrome do "medo-tensão-dor" (o medo gera tensão, a tensão promove a dor que, por sua vez, aumenta mais o medo, e assim sucessivamente). Dessa forma, ela entra no ciclo do "relaxamento-conforto-bem-estar" (o relaxamento promove a produção de endorfinas, que é um hormônio com ação anestésica;

por sua vez, o conforto e a endorfina proporcionam a sensação de bem-estar que, por fim, favorece o aumento do nível de relaxamento). Assim, essa mulher percebe seu corpo funcionando da melhor maneira possível, com harmonia e sincronia entre todos os músculos e órgãos, o que proporciona tipicamente uma gestação e um parto mais saudáveis e confortáveis, com muita fluidez entre cada fase do trabalho de parto, não apenas encurtando o tempo envolvido no processo inteiro, como tornando-o muitas vezes livre de dor e diminuindo o risco de fadiga para mãe e bebê.

Para estar relaxada, algumas mulheres simplesmente vão mudar seu ponto de vista sobre a gestação e o parto enquanto outras precisarão de técnicas diretas de indução ao relaxamento em determinados eventos como o parto ou durante uma prática diária. Em qualquer uma das formas de aplicação, a hipnose é considerada um recurso de baixo custo quando comparado à medicina tradicional, que envolve provisões para medicamentos, supervisão médica, aparelhos, produtos, cuidados com efeitos colaterais, etc. Não é à toa que, pouco a pouco, seu uso tem sido mais estudado e validado na assistência obstétrica, e as mulheres, seus bebês e famílias estão cada vez mais encontrando boas resoluções para os casos de risco de parto prematuro, enjoos e fadiga na gestação e distócias emocionais, além de estarem obtendo alívio de dor durante o parto e, sobretudo, satisfação com a própria experiência de gestação e parto.

Utilizar o potencial da nossa própria mente a nosso favor em uma das experiências mais significativas da vida da mulher pode ser tão libertador (das crenças, histórias, medos e sistema limitantes) quanto empoderador. E, especialmente na cultura brasileira, pode ser uma estratégia eficaz para se alcançar o parto que deseja, criando um puerpério igualmente feliz e positivo. Vale a pena conhecer e se abrir para a hipnose! ■

*Lucia Desideri,*
fisioterapeuta, doula e hipnoterapeuta,
mãe do Augusto

# Recomendações da Organização Mundial da Saúde (OMS - 2018): cuidados intraparto para uma experiência de parto positiva

Tradução: Dra. Andrea Campos

| Cuidados | Recomendação | Categoria de recomendação |
|---|---|---|
| **Cuidados durante o parto e nascimento** | | |
| Cuidados de maternidade respeitosos | 1. É recomendado o cuidado materno respeitoso – que se refere aos cuidados prestados a todas as mulheres de maneira a manter sua dignidade, privacidade e confidencialidade, evitando maus-tratos e possibilitando escolhas informadas e apoio contínuo durante o trabalho de parto e o parto. | Recomendado |
| Comunicação efetiva | 2. Recomenda-se a comunicação eficaz entre os profissionais e as mulheres em trabalho de parto, usando métodos simples e culturalmente aceitáveis. | Recomendado |
| Acompanhante durante o trabalho de parto e parto | 3. Um acompanhante de escolha é recomendado para todas as mulheres durante o trabalho de parto e parto. | Recomendado |
| Continuidade do atendimento | 4. Os modelos de assistência obstétrica contínua liderada por obstetrizes, nos quais uma obstetriz conhecida ou um pequeno grupo de obstetrizes conhecidas apoia uma mulher durante todo o pré-natal, parto e pós-parto, são recomendados para mulheres grávidas em contextos com programas de obstetrícia bem estruturados. (Integrado das recomendações da OMS sobre cuidados pré-natais para uma experiência positiva na gravidez.) | Recomendação específica do contexto |

| Cuidados | Recomendação | Categoria de recomendação |
|---|---|---|
| **Primeiro estágio do trabalho de parto** | | |
| Definições do primeiro estágio do trabalho de parto (fases latente e ativa) | 5. É recomendado o uso das seguintes definições dos primeiros estágios do trabalho de parto:<br>– Fase latente: é um período de tempo caracterizado por contrações uterinas dolorosas e alterações do colo do útero.<br>– Fase ativa: é um período de tempo caracterizado por contrações uterinas dolorosas regulares, um grau substancial de afinamento do colo do útero e dilatação mais rápida de 5 cm até a dilatação completa para os primeiros e subsequentes trabalhos de parto. | Recomendado |
| Duração do primeiro estágio do trabalho de parto | 6. As mulheres devem ser informadas de que uma duração padrão da fase latente não foi estabelecida e pode variar muito de mulher para mulher. No entanto, a duração da fase ativa (de 5 cm até a dilatação completa do colo) geralmente não se estende além de 12 horas nos primeiros trabalhos de parto, e geralmente não se estende além de 10 horas nos trabalhos de parto subsequentes. | Recomendado |
| Progresso do primeiro estágio do trabalho de parto | 7. Para mulheres grávidas com início espontâneo do trabalho de parto, a dilatação cervical com ritmo de 1 cm por hora durante a fase ativa (como descrito pela linha de alerta do partograma) é um fator impreciso para identificar risco de desfechos adversos e, portanto, a intervenção não é recomendada para esse propósito. | Não recomendado (esta categoria indica que a intervenção ou opção não deve ser implementada) |
| | 8. Um ritmo de dilatação cervical de 1 cm por hora durante a fase ativa não é realista para algumas mulheres e, portanto, não é recomendada para | Não recomendado |

| Cuidados | Recomendação | Categoria de recomendação |
|---|---|---|
| | se identificar a progressão normal do trabalho de parto. Um ritmo de dilatação cervical inferior a 1 cm por hora por si só não deve ser uma indicação de rotina para intervenção obstétrica. | |
| | 9. O parto não pode acelerar naturalmente até que a dilatação cervical de 5 cm seja atingida. Portanto, o uso de intervenções médicas para acelerar o trabalho de parto e o parto (como o uso da ocitocina ou cesariana) antes desse limiar não é recomendado, desde que as condições fetais e maternas sejam adequadas. | Não recomendado |
| Política de admissão na sala de parto | 10. Para gestantes saudáveis que se apresentam em trabalho de parto espontâneo, uma política de adiar a admissão na sala de parto até a fase ativa é recomendada apenas no contexto de uma pesquisa controlada. | Recomendação de contexto de pesquisa (recomendado apenas no contexto de pesquisa rigorosa: esta categoria indica que existem incertezas importantes sobre a intervenção ou opção. Em tais casos, a implementação pode ainda ser empreendida em grande escala, desde que tome a forma de pesquisa que seja capaz de abordar questões não respondidas e incertezas relacionadas tanto à eficácia da intervenção ou opção quanto à sua aceitabilidade e viabilidade) |

| Cuidados | Recomendação | Categoria de recomendação |
|---|---|---|
| Pelvimetria clínica na admissão (avaliação da bacia) | 11. A pelvimetria clínica de rotina na admissão em trabalho de parto não é recomendada para gestantes saudáveis. | Não recomendado |
| Avaliação rotineira do bem-estar fetal na admissão do parto | 12. A cardiotocografia de rotina não é recomendada para avaliação do bem-estar fetal na admissão do parto em gestantes saudáveis que se apresentam em trabalho de parto espontâneo. | Não recomendado |
| | 13. A ausculta com aparelho de ultrassonografia com Doppler ou estetoscópio fetal de Pinard é recomendada para a avaliação do bem-estar fetal na admissão do trabalho de parto. | Recomendado |
| Tricotomia | 14. A tricotomia de rotina antes do parto vaginal não é recomendada. (Integrado das recomendações da OMS para prevenção e tratamento de infecções maternas.) | Não recomendado |
| Enema na admissão | 15. A administração de enema para reduzir o uso de ocitocina no trabalho de parto não é recomendada. | Não recomendado |
| Exame vaginal digital | 16. O exame de toque vaginal em intervalos de quatro horas é recomendado para avaliação de rotina da fase ativa do trabalho de parto em mulheres de baixo risco. (Integrado das recomendações da OMS para prevenção e tratamento de infecções maternas.) | Recomendado |
| Cardiotocografia contínua durante o trabalho de parto | 17. A cardiotocografia contínua não é recomendada para avaliação do bem-estar fetal em gestantes saudáveis em trabalho de parto espontâneo. | Não recomendado |
| Ausculta intermitente da frequência cardíaca fetal durante o trabalho de parto | 18. A ausculta intermitente da frequência cardíaca fetal com um sonar ou com o estetoscópio fetal de Pinard é recomendada para gestantes saudáveis em trabalho de parto. | Recomendado |

| Cuidados | Recomendação | Categoria de recomendação |
|---|---|---|
| Analgesia epidural para alívio da dor | 19. A analgesia epidural é recomendada para gestantes saudáveis que solicitam alívio da dor durante o trabalho de parto, dependendo das preferências da mulher. | Recomendado |
| Analgesia opioide para alívio da dor | 20. Opioides parenterais, como fentanil, morfina e petidina, são opções recomendadas para gestantes saudáveis que solicitam alívio da dor durante o trabalho de parto, dependendo das preferências da mulher. | Recomendado |
| Técnicas de relaxamento para o alívio da dor | 21. Técnicas de relaxamento, incluindo relaxamento muscular progressivo, respiração, música, *mindfulness* e outras técnicas, são recomendadas para gestantes saudáveis que solicitam alívio da dor durante o trabalho de parto, dependendo das preferências da mulher. | Recomendado |
| Técnicas manuais para controle da dor | 22. Técnicas manuais, como massagem ou aplicação de compressas quentes, são recomendadas para gestantes saudáveis que solicitam alívio da dor durante o trabalho de parto, dependendo das preferências da mulher. | Recomendado |
| Alívio da dor para prevenir o trabalho de parto prolongado | 23. O alívio da dor para prevenir o trabalho de parto prolongado e reduzir o uso de ocitocina no trabalho de parto não é recomendado. (Integrado das recomendações da OMS para acelerar o trabalho de parto.) | Não recomendado |
| Alimentação e líquidos via oral | 24. Para mulheres de baixo risco, é recomendada a ingestão de alimentos e líquidos via oral durante o trabalho de parto. | Recomendado |
| Movimentação e posição materna | 25. Incentivar a adoção de mobilidade e uma postura ereta durante o trabalho de parto em mulheres de baixo risco é recomendado. (Integrado das recomendações da OMS para acelerar o trabalho de parto.) | Recomendado |

| Cuidados | Recomendação | Categoria de recomendação |
|---|---|---|
| Limpeza vaginal | 26. A limpeza vaginal rotineira com clorexidina durante o trabalho de parto com a finalidade de prevenir infecções não é recomendada. | Não recomendado |
| Manejo ativo do trabalho de parto | 27. Um pacote de cuidados para o manejo ativo do trabalho de parto para prevenção de parto prolongado não é recomendado. (Integrado das recomendações da OMS para acelerar o trabalho de parto.) | Não recomendado |
| Amniotomia de rotina | 28. O uso de amniotomia isolada para prevenção de parto prolongado não é recomendado. | Não recomendado |
| Amniotomia precoce e ocitocina | 29. O uso de amniotomia precoce com uso precoce de ocitocina para prevenção de trabalho de parto prolongado não é recomendado. | Não recomendado |
| Ocitocina para mulheres com analgesia epidural | 30. O uso de ocitocina para prevenir o trabalho de parto prolongado em mulheres que recebem analgesia peridural não é recomendado. | Não recomendado |
| Agentes antiespasmódicos | 31. O uso de agentes antiespasmódicos para prevenção de trabalho de parto prolongado não é recomendado. | Não recomendado |
| Fluidos intravenosos para prevenir o trabalho de parto prolongado | 32. O uso de fluidos intravenosos com o objetivo de encurtar a duração do trabalho de parto não é recomendado. (Integrado das recomendações da OMS para acelerar o trabalho de parto.) | Não recomendado |
| **Segundo estágio do trabalho de parto** | | |
| Definição e duração do segundo estágio do trabalho de parto | 33. O uso da seguinte definição e duração do segundo estágio do trabalho de parto é recomendado para a prática:<br>– O segundo estágio é o período de tempo entre a dilatação cervical completa e o nascimento do bebê, | Recomendado |

| Cuidados | Recomendação | Categoria de recomendação |
|---|---|---|
| | durante o qual a mulher tem um desejo involuntário de fazer força (puxos), como resultado de contrações uterinas expulsivas.<br>– As mulheres devem ser informadas de que a duração do segundo estágio varia de uma mulher para outra. Nos primeiros trabalhos de parto, sua duração é de até 3 horas, enquanto nos trabalhos de parto subsequentes, de até 2 horas. | |
| Posição de nascimento (para mulheres sem analgesia peridural) | 34. Para mulheres sem analgesia peridural, recomenda-se encorajar a adoção de uma posição de parto da escolha individual da mulher, incluindo posições verticais. | Recomendado |
| Posição de nascimento (para mulheres com analgesia epidural) | 35. Para mulheres com analgesia epidural, recomenda-se encorajar a adoção de uma posição de parto da escolha individual da mulher, incluindo posições verticais. | Recomendado |
| Método de empurrar (fazer força) | 36. As mulheres na fase expulsiva do segundo estágio do trabalho de parto devem ser encorajadas e apoiadas a seguir seu próprio impulso de empurrar (puxos). | Recomendado |
| Método de empurrar (para mulheres com analgesia epidural) | 37. Para mulheres com analgesia epidural no segundo estágio do trabalho de parto, o retardo dos puxos para uma a duas horas após a dilatação total ou até que a mulher sinta os puxos involuntários é recomendado no contexto onde os recursos estão disponíveis para permanências mais longas no segundo estágio e a hipóxia perinatal pode ser adequadamente avaliadas e gerenciadas (avaliação do bem-estar fetal). | Recomendação específica do contexto (essa categoria indica que a intervenção ou opção é aplicável apenas à condição, cenário ou população especificada na recomendação e só deve ser implementada nesses contextos) |

| Cuidados | Recomendação | Categoria de recomendação |
|---|---|---|
| Técnicas para prevenção de trauma perineal | 38. Para as mulheres no segundo estágio do trabalho de parto, são recomendadas técnicas para reduzir o trauma perineal e facilitar o parto espontâneo (incluindo massagem perineal, compressas mornas e proteção do períneo com as mãos), com base nas preferências e opções disponíveis de uma mulher. | Recomendado |
| Política de episiotomia | 39. O uso rotineiro ou liberal de episiotomia não é recomendado para mulheres submetidas a parto vaginal espontâneo. | Não recomendado |
| Pressão no fundo uterino (manobra de Kristeller) | 40. A aplicação de pressão manual no fundo uterino para facilitar o parto durante o segundo estágio do trabalho de parto não é recomendada. | Não recomendado |
| | **Terceiro estágio do trabalho de parto** | |
| Uterotônicos profiláticos | 41. O uso de uterotônicos para a prevenção da hemorragia pós-parto (HPP) durante o terceiro estágio do parto é recomendado para todos os partos. (Integrado de recomendações da OMS para a prevenção e tratamento da hemorragia pós-parto.) | Recomendado |
| | 42. A ocitocina (10 UI, IM/IV) é o fármaco uterotônico recomendado para a prevenção da hemorragia pós-parto (HPP). (Integrado de recomendações da OMS para a prevenção e tratamento da hemorragia pós-parto.) | Recomendado |
| | 43. Em locais onde a ocitocina não está disponível, recomenda-se o uso de outros uterotônicos injetáveis (se apropriado, ergometrina/metilergometrina ou combinação de ocitocina e ergometrina) ou misoprostol oral | Recomendado |

| Cuidados | Recomendação | Categoria de recomendação |
|---|---|---|
| | (600 µg). (Integrado de recomendações da OMS para a prevenção e tratamento da hemorragia pós-parto.) | |
| Clampeamento tardio do cordão umbilical | 44. O retardo do clampeamento do cordão umbilical (não antes de 1 minuto após o nascimento) é recomendado para melhorar a saúde materna e infantil e os resultados nutricionais. (Integrado da diretriz da OMS: atraso no clampeamento do cordão para melhorar a saúde materna e infantil e os resultados nutricionais.) | Recomendado |
| Tração controlada do cordão (TCC) | 45. Em locais onde há disponibilidade de auxiliares de parto hábeis, a tração controlada do cordão (TCC) é recomendada para partos vaginais se o prestador de cuidados considerar importante uma pequena redução na perda de sangue e uma pequena redução na duração do terceiro estágio. (Integrado de recomendações da OMS para a prevenção e tratamento da hemorragia pós-parto.) | Recomendado |
| Massagem uterina | 46. Massagem uterina sustentada não é recomendada como uma intervenção para prevenir a hemorragia pós-parto (HPP) em mulheres que receberam ocitocina profilática. (Integrado de recomendações da OMS para a prevenção e tratamento da hemorragia pós-parto.) | Não recomendado |
| **Cuidados com o RN** | | |
| Aspiração nasal ou oral de rotina | 47. Em recém-nascidos nascidos com líquido amniótico claro que começam a respirar por conta própria após o nascimento, a aspiração da boca e do nariz não deve ser realizada. (Integrado das diretrizes da OMS sobre reanimação básica de recém-nascidos.) | Não recomendado |

| Cuidados | Recomendação | Categoria de recomendação |
|---|---|---|
| Contato pele a pele | 48. Os recém-nascidos sem complicações devem ser mantidos em contato pele a pele (CPP) com suas mães durante a primeira hora após o nascimento para evitar hipotermia e promover o aleitamento materno. (Integrado das recomendações da OMS para o manejo de condições comuns da infância.) | Recomendado |
| Amamentação | 49. Todos os recém-nascidos, incluindo bebês com baixo peso ao nascer que sejam capazes de amamentar, devem ser colocados no peito logo que possível após o nascimento, quando estão clinicamente estáveis, e a mãe e o bebê estão prontos. (Integrado das recomendações da OMS sobre saúde neonatal.) | Recomendado |
| Profilaxia das doenças hemorrágicas do recém-nascido com vitamina K | 50. Todos os recém-nascidos devem receber 1 mg de vitamina K por via intramuscular após o nascimento (ou seja, após a primeira hora em que o lactente deve estar em contato pele a pele com a mãe e a amamentação iniciada). (Integrado das recomendações da OMS para o manejo de condições comuns da infância.) | Recomendado |
| Banho e outros cuidados pós-natais imediatos do recém-nascido | 51. O banho deve ser postergado em até 24 horas após o nascimento. Se isso não for possível devido a razões culturais, o banho deve ser atrasado por pelo menos 6 horas. Roupas apropriadas do bebê para a temperatura ambiente são recomendadas. Isso significa de uma a duas camadas de roupas a mais do que os adultos e o uso de gorros. A mãe e o bebê não devem ficar separados e devem permanecer no mesmo quarto 24 horas por dia. (Integrado das recomendações da OMS sobre cuidados pós-natais da mãe e do recém-nascido.) | Recomendado |

| Cuidados | Recomendação | Categoria de recomendação |
|---|---|---|
| | **Cuidados com a mulher no pós-parto** | |
| Avaliação do tônus uterino | 52. A avaliação do tônus uterino abdominal pós-parto para identificação precoce de atonia uterina é recomendada para todas as mulheres. (Integrado de recomendações da OMS para a prevenção e tratamento da hemorragia pós-parto.) | Recomendado |
| Antibióticos para o parto vaginal sem complicações | 53. A profilaxia antibiótica de rotina não é recomendada para mulheres com parto vaginal não complicado. (Integrado das recomendações da OMS para prevenção e tratamento de infecções maternas perinatais.) | Não recomendado |
| Profilaxia antibiótica de rotina para episiotomia | 54. A profilaxia antibiótica de rotina não é recomendada para mulheres com episiotomia. (Integrado das recomendações da OMS para prevenção e tratamento de infecções maternas perinatais.) | Não recomendado |
| Avaliação materna pós-parto de rotina | 55. Todas as puérperas devem fazer uma avaliação regular do sangramento vaginal, contração uterina, altura do fundo do útero, temperatura e frequência cardíaca (pulso) rotineiramente durante as primeiras 24 horas, a partir da primeira hora após o nascimento. A pressão arterial deve ser medida logo após o nascimento. Se normal, a segunda medição da pressão arterial deve ser feita dentro de 6 horas. Diurese deve ser documentada dentro de 6 horas. (Integrado das recomendações da OMS sobre cuidados pós-natais da mãe e do recém-nascido.) | Recomendado |

| Cuidados | Recomendação | Categoria de recomendação |
|---|---|---|
| Seguimento pós-parto após parto vaginal não complicado | 56. Após um parto vaginal descomplicado em um centro de saúde, mães e recém-nascidos saudáveis devem receber cuidados na unidade por pelo menos 24 horas após o nascimento. (Integrado das recomendações da OMS sobre cuidados pós-natais da mãe e do recém-nascido.) Para o recém-nascido, isso inclui uma avaliação imediata no nascimento, um exame clínico completo em torno de uma hora após o nascimento e antes da alta. | Recomendado |

Disponível em: <https://meuparto.com/blog/humanizacao-da-saude/parto-seguro-recomendacoes-da-oms/>. Acesso em: 13 mar. 2019.

# Grupos de Apoio/ Encontros de Gestantes: onde encontrar informações sobre o parto humanizado

UMA DAS MELHORES formas de se obter informações confiáveis sobre o parto é indo a um grupo de apoio. São espaços de empoderamento com base em informações e ajuda mútua. A maioria desses grupos é gratuita ou de contribuição consciente. Além de acessíveis, são espaços onde você pode encontrar outras grávidas e profissionais do parto para compartilhar experiências e esclarecer dúvidas. Apresentamos a seguir uma lista de alguns grupos de apoio. Uma boa pesquisa na internet certamente revelará novos espaços, pois esse número não para de crescer.

- Cantos de Gaia (Florianópolis/SC) – cantosdegaia.com
- Bem Gestar (Bragança Paulista/SP) – espacobemgestar.com.br
- Grupo Vínculo (Campinas/SP) – gvinculo.com.br
- Age (Itapetininga/SP) – ageitapetininga.blogspot.com.br
- Casa Moara (São Paulo/SP) – casamoara.com.br
- Nascer Feliz (São Paulo/SP) – nascerfeliz.com.br
- Quintal do Parque (São Paulo/SP) – quintaldoparque.com.br
- Comparto (Indaiatuba/SP) – comparto.com.br
- Parindo com Respeito (Campinas/SP) – marianasimoes.com.br
- ReHuNa (Brasília/DF) – rehuna.org.br
- Mulher Cíclica (Brasília/DF) – mulherciclica.blogspot.com

- Círculo Ninar (São José dos Campos/SP)
- Ama Nascer (Florianópolis/SC) – amanascer.com
- Casa Curumim (São Paulo/SP) – casacurumim.com.br
- ComMadre (São Paulo/SP) – commadre.com.br
- Conexão Materna (Limeira/SP) – facebook.com/ConexaoMaterna
- Grupo Samaúma (Campinas/SP) – facebook.com/GrupoSamauma
- Primaluz (São Paulo/SP) – facebook.com/Primaluz ParteirasContemporaneas
- Portal Hora Dourada (grupos de todo o país) – horadourada.com.br
- Casa Angela (São Paulo/SP) – casaangela.org.br
- Lumos (São Paulo/SP) – lumoscultural.com.br
- Do Ventre ao Peito (Taubaté/SP) – facebook.com/doventreaopeito
- FrutificArte (Vinhedo/SP) – facebook.com/frutificarteassessoria
- Parto sem Medo (São Paulo/SP) – partosemmedo.com.br
- Inanna Apoio Materno (Criciúma/SC) –facebook.com/InannaApoioMaterno
- Gesta Curitiba (Curitiba/PR) – gestacuritiba.blogspot.com.br
- Estações do Nascer (Salvador/BA) – facebook.com/estacoesdonascer
- Roda Bebedubem (São José dos Campos/SP) – rodabebedubem.com.br
- Grupo Nascer Sorrindo (Porto Alegre/RS) – facebook.com/GrupoNascerSorrindo
- Coaracy (Salvador/BA) – facebook.com/grupocoaracy
- GAPP (Ribeirão Preto/SP) – facebook.com/GappRibeirao
- Ishtar Copa (Rio de Janeiro/RJ) – facebook.com/ishtarrj
- GAMA (Grupo de Apoio à Maternidade Ativa) (São Paulo/SP) – maternidadeativa.com.br
- Maria Flor (Atibaia/SP) – facebook.com/humanizamariaflor
- Doulare (Araçatuba/SP) – facebook.com/doulararacatuba
- Gesta Luz (Fortaleza/CE) – facebook.com/Gestaluz
- Grupo Berço d'Água (Brasília/DF) – bercodagua.com.br
- Quatro Apoios (Curitiba/PR) – quatroapoios.com.br
- Cais do Parto (Olinda/PE) – caisdoparto.blogspot.com
- Veena Mukti (São Paulo/SP) – instagram.com/veena.mukti
- Do fundo do ventre (Botucatu/SP) – dofundodoventre.blogspot.com
- Roda Sabemos Parir (Manhumirim/MG) – facebook.com/Roda-Sabemos-Parir-Grupo-de-Apoio-à-Gestantes-e-Puérperas-210877589358624
- Parto e Espiritualidade (youtube.com)

- Maternati (Maringá/PR) – maternati.com.br
- Nascer Sorrindo (Lajeado/RS) – facebook.com/nascersorrindolajeado
- Prosa Gestante (Camaçari/BA) – facebook.com/prosagestante
- Gestar Luz (Lauro de Freitas/BA) – facebook.com/gestarluz
- Grupo Despertar (Sinop/MT) – facebook.com/grupo.despertar2014sinopmt
- Raiz Materna (Florianópolis/SC) - facebook.com/raizmaterna
- Grupo Humanizado Uberlândia (Uberlândia/MG) – facebook.com/groups/1418544028431966
- Gestar Materna (Uberlândia/MG) – facebook.com/groups/gestar
- Gestar, parir e amar (Cotia/SP) – facebook.com/Gestar pariramar
- Benvenuti (Caruaru/PE) – facebook.com/grupode apoiobenvenuti
- Espaço Arte de Gerar (Manaus/AM) – artedegerar.com.br
- Gestar – Sul (Florianópolis/SC) – grupogestarfloripa.blogspot.com
- Gestar – Norte (Florianópolis/SC) – grupogestarfloripa.blogspot.com
- Grupo Boa Hora (Recife/PE) – facebook.com/groups/236187126466812/
- Espaço Ishtar Belém (Belém/PA) – espacoishtarbelem.blogspot.com
- Gaia Maternidade Ativa (Içara/SC) – doulaandreia.blogspot.com.br
- Gestantes online (Bragança Paulista/SP) – moradadalua.com
- Espaço Ishtar Recife (Recife/PE) – espacoishtar.blogspot.com
- Espaço Ishtar Belo Horizonte (Belo Horizonte/MG) - espacoishtar.blogspot.com
- Instituto Aurora (Rio de Janeiro/RJ) – institutoaurora.com.br
- Mamu (Portal de Maternidade) (mapa coletivo de mulheres em várias cidades do Brasil) – mamu.net.br
- Cientista que virou Mãe (Florianópolis/SC) – cientistaqueviroumae.com.br
- Buxixo de mães (São Paulo/SP) – buxixodemaes.com.br
- Bia Takata (São Paulo/SP) – biatakata.com.br/
- Estuda, Melania, Estuda! (Campina Grande/PB) – estudamelania.blogspot.com
- Orelhas de Vidro (Porto Alegre/RS) – orelhasdevidro.blogspot.com
- Mães de Peito (São Paulo/SP) – maesdepeito.com.br
- Tão Feminino (Portal de Maternidade) – taofeminino.com.br
- Papo de Parto (São Paulo/SP) – facebook.com/papo.departo.16
- Meu parto (São Paulo/SP) – meuparto.com
- Alexandre Coimbra (São Paulo/SP) – instagram.com/alexandrecoimbraamaral

- Rede GAPP (Rede nacional de grupos de apoio) – partodoprincipio.com.br/gapp---grupos-de-apoio-
- Siaparto (Simpósio Internacional de Assistência ao Parto) – siaparto.com.br
- Rede Cegonha (Ministério da Saúde) – dab.saude.gov.br/portaldab/smp_ras.php?conteudo=rede_cegonha
- Gestantes de Goiânia (Goiânia/GO) – facebook.com/groups/260782533993507/
- S.O.S. Primeiros Dias (Sorocaba/SP) – facebook.com/ana.garbulho.1
- Bem Gerar (Sorocaba/SP) – facebook.com/BemGerar
- Caza da Vila (São Paulo/SP) – facebook.com/cazadavila
- Panapaná – Saúde e Feminino (São Paulo/SP) – facebook.com/panapanafeminino/
- HypnoBirthing Brasil – facebook.com/HypnoBirthingBrasil
- Instituto Gerar (São Paulo/SP) – facebook.com/InstitutoBrasileiroDePsicologiaPerinatal

# Frases motivacionais

MENTALIZAR FRASES POSITIVAS e de motivação possibilitam que a mulher viva cada fase da gestação de forma saudável, tranquila e feliz. Pensando nisso, a seguir, selecionamos algumas frases afirmativas para serem repetidas diariamente.Você pode escrevê-las em um pedaço de papel e colocá-las em locais de fácil visualização, como em um espelho, na porta da geladeira ou em uma agenda. Quando temos uma visão clara do que desejamos e colocamos intenção nesses propósitos, os portais se abrem para você e seu bebê

- Eu me entrego.
- Eu me abro.
- Eu confio.
- Eu dou passagem para o meu bebê nascer.
- Meu bebê sabe nascer.
- Eu sei parir.
- Eu dou à luz com prazer.
- Eu estou segura.
- Meu corpo é saudável e ele foi feito para dar à luz.
- Estou relaxada, liberada de tensões e preocupações.
- Eu tomo as melhores decisões sobre o meu parto. Confio no meu coração e no que sinto.
- Eu terei um parto feliz com meu bebê saudável.
- Eu posso parir.
- Eu me conecto com a força das mulheres ancestrais para parir.
- Eu sinto gratidão por gestar e parir uma nova vida.
- Meu bebê nascerá quando ele estiver pronto.

# Bibliografia

BALASKAS, J. *Gravidez natural*. São Paulo: Manole, 1999.

BALASKAS, J. *Parto ativo*. 3. ed. São Paulo: Aquariana, 2015.

BALZANO, O.; BALZANO, C.; BALZANO, O. *Cromoterapia prática*. 2. ed. Campinas: Ondina Balzano Guimarães, 2015.

BARACHO, E. *Fisioterapia aplicada à obstetrícia*. 3. ed. Rio de Janeiro: Médica e Científica, 2002.

BASSOLI, R. *Yoga para gestantes*. Campinas: Átomo, 2004.

BENATTI, L.; MIN, M. *Parto com amor*. São Paulo: Panda Books, 2011.

BERTHERAT, M.; BERTHERAT, T.; BRUNG. P. *Quando o corpo consente*. 2. ed. São Paulo: Martins Fontes, 2013.

CALAIS-GERMAIN, B. *O períneo feminino e o parto*. Barueri: Manole, 2005.

CALAIS-GERMAIN, B.; PARÉS, N. *A pelve feminina e o parto*. Barueri: Manole, 2013.

CASTRO, S. *Anatomia fundamental*. 2. ed. São Paulo: McGraw-Hill do Brasil, 1976.

CHOPRA, D. *Origens mágicas, vidas encantadas*. Rio de Janeiro: Rocco, 2005.

CUNNINGHAM, F. *et al*. *William obstetrícia*. 20. ed. Rio de Janeiro: Guanabara Koogan, 2000.

DE PRONO, A. *Yoga para embarazadas*. Buenos Aires: Kier, 2006.

DINIZ, S.; DUARTE, A. C. *Parto normal ou cesárea?* São Paulo: Ed. da UNESP, 2004.

FADYNHA. *A doula no parto*. São Paulo: Ground, 2003.

FERNANDES, N. *Yoga terapia*. 2. ed. São Paulo: Ground, 1994.

FREEDMAN, F. *Yoga for pregnancy – birth and beyond*. Londres: Dorling Kindersley, 2004.

GANDHA, M. *Yoga e maternidade*. São Paulo: Tao, 1983.

JONES, R. *Entre as orelhas: histórias de parto*. Porto Alegre: Ideias a Granel, 2012.

JONES, R. *Memórias do homem de vidro: reminiscências de um obstetra humanista*. Porto Alegre: Ideias a Granel, 2004.

KAMINOFF, L. *Anatomia da yoga*. Barueri: Manole, 2008.

KAPANOJI, I. *Fisiologia articular: membro inferior*. 4 ed. São Paulo: Manole, 1980. v. 2.

KAPANOJI, I. *Fisiologia articular: tronco e coluna vertebral*. 4. ed. São Paulo: Manole, 1980. v. 3.

KENDALL, H.; KENDALL, F.; WADSWORTH, G. *Músculos: provas e funções*. 2. ed. São Paulo: Manole, 1980.

KITZINGER, S. *The politics of birth*. Londres: Elsevier, 2005.

LOBATO, E. *Yoga e parto*. Rio de Janeiro: Tecnoprint, 1979.

RATTNER, D.; TRENCH, B. (Orgs.). *Humanizando nascimentos e partos*. São Paulo: SENAC São Paulo, 2005.

SAKOILSKY, D. *Os sete segredos do parto*. Pindamonhangaba: Milena Fondello, 2017.

SPARROWE, L. *O livro de yoga e saúde para a mulher*. 3. ed. São Paulo: Fundamento, 2011.

STIVALET, G. *Yoga pare el parto natural consciente*. 2. reimp. Cidade do México: Pax México, 1988.

TEASDILL, W. *Yoga para el embarazo*. Madri: Gaia, 2000.

TULLY, G. *Spinning Babies: guia de consulta rápida*. São Paulo: Lexema, 2016.

TULLY, G. *Spinning Babies: pélvico*. São Paulo: Lexema, 2018.

VENEZUELA. Ley Orgánica sobre el Derecho de las Mujeres a una Vida Libre de Violencia. Gaceta Oficial n. 38.647, de 23 de abril de 2007. Disponível em: <https://venezuela.unfpa.org/sites/default/files/pub-pdf/Ley_mujer%20%281%29_0.pdf>. Acesso em: 28 mar. 2019.

# Agradecimentos

À querida amiga Ana Cristina Duarte, parceira de todas as horas, que sempre me incentivou, tanto na vida profissional como na pessoal.

Aos meus queridos amigos e dindos Mema e Jorge Kuhn, que tenho como referência de amor, de exemplo nesta vida. Jorge Kuhn é meu "guru" do parto!

A Andréa Campos, grande amiga e excelente profissional, com suas mãos de fada, com quem tenho o privilégio de trabalhar.

À professora Fadynha, minha fonte de inspiração na yoga. Sou eternamente grata pela sua presença amorosa no nascimento da minha primeira filha, Mônica.

À minha parteira Zeza e ao meu amigo Ric Jones, parceiros profissionais por muitos anos, pelos quais tenho grande admiração. Também sou eternamente grata por receberem meus filhos João Pedro e Miguel com tanto respeito aqui nesta terra.

A Juliana Giordano e todas as outras profissionais médicas humanizadas com as quais tenho o prazer de trabalhar.

A Juliana Freitas, parteira querida e parceira de todas as horas.

A Ana Paula Garbulho, minha colega amada que, por meio de seus cuidados, auxilia tanto as mães no pós-parto.

A Priscila Raspantini, Natália Rea e todas as obstetrizes parceiras de muito tempo.

Às doulas Raquel Oliva, Maíra Duarte, Mariana Mesquita e Lucia Desideri, que estão sempre disponíveis a dar o seu melhor no acompanhamento às mulheres, e a todas as doulas com as quais já trabalhei.

A Janet Balaskas, Gail Tully, Michel Odent, Robbie Davis-Floyd, Naoli Vinaver e tantos outros mestres da humanização do parto.

A Veena Mukti, minha parceira incansável e meu braço direito nos cursos profissionais.

A Mariana Betioli, amiga irmã querida, que me apoia e me incentiva.

A Daphne Rattner, pela sua energia à frente do protagonismo feminino.

Aos amigos Alexandre Coimbra e Danny Oliveira, pelo entusiasmo incondicional.

A todas as mulheres que eu já presenciei parindo, que confiaram a mim o momento mais sublime das suas vidas.

Meu muito obrigada!

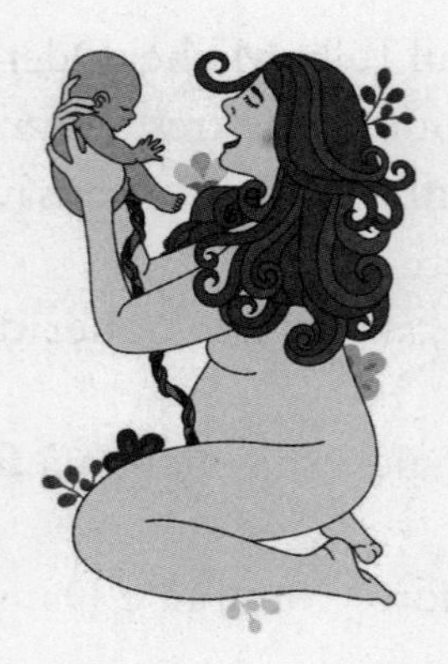

**Confira no QR Code a seguir**
**uma sessão de relaxamento narrada**
**por Cristina Balzano:**

Este livro foi composto com tipografia Bembo Std e
impresso em papel Off-White 80g/m² na Gráfica Rona.